W0259326

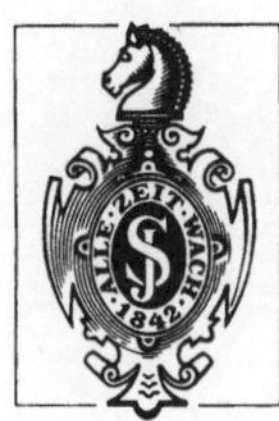
ALLE ZEIT WACH
1842

A. Huber A.H.C. v. Hochstetter M. Allgöwer

Transsphinktere Rektumchirurgie

Topographische Anatomie und Operationstechnik

Mit 31, überwiegend farbigen Abbildungen in 58 Einzeldarstellungen

Springer-Verlag Berlin Heidelberg GmbH 1983

PD Dr. med. Andreas Huber
Chirurgische Klinik, Kantonsspital, CH-6004 Luzern

Prof. Dr. Arthur H.C. von Hochstetter
vormals: Professor of Anatomy at the
University of Western Ontario, London, Ontario, Canada

Prof. Dr. Martin Allgöwer
Departement für Chirurgie, Kantonsspital, CH-4031 Basel

ISBN 978-3-662-10616-7

CIP-Kurztitelaufnahme der Deutschen Bibliothek
Huber, Andreas: Transsphinktere Rektumchirurgie: topograph. Anatomie u. Operationstechnik/Andreas Huber; A.H.C. von Hochstetter; M. Allgöwer. -

ISBN 978-3-662-10616-7 ISBN 978-3-662-10615-0 (eBook)
DOI 10.1007/978-3-662-10615-0
NE: A.H.C. v. Hochstetter, M. Allgöwer

Ursprünglich erschienen bei Springer-Verlag Berlin Heidelberg New York 1983
Softcover reprint of the hardcover 1st edition 1983

Herstellung: Universitätsdruckerei H. Stürtz AG, Würzburg. 2124/3140-543210

Vorwort

Der Zugang zum tiefen Rektum und zum Analkanal durch direkte Spaltung des gesamten Sphinkterapparates wurde vor über 100 Jahren durch Cripps erfolgreich angewendet und von ihm eine entsprechende Serie von 36 Patienten veröffentlicht. Cripps war dabei angenehm überrascht, trotz fehlender Rekonstruktion bei über $^2/_3$ der Patienten anläßlich von Spätkontrollen gute Kontinenz zu finden. Die Möglichkeit geriet aber in der Zwischenzeit weitgehend in Vergessenheit, und im „chirurgischen Armamentarium" hat sich eigentlich nur die parasakrale Rektotomie nach Kraske gehalten, welche den Sphinkterapparat möglichst unbehelligt läßt.

Es ist das Verdienst von York Mason, die mannigfachen Möglichkeiten des sphinkterspaltenden Zugangs erneut und überzeugend dargelegt und auf die ausgezeichnete Kontinenzfunktion bei adäquater Rekonstruktion hingewiesen zu haben. Nachdem wir uns von der Nützlichkeit des sehr pragmatisch durchgeführten Eingriffs überzeugt hatten, schien es uns unbedingt erforderlich, die anatomischen Voraussetzungen eines möglichst blutsparenden Vorgehens zu präzisieren und dieses Vorgehen in Beziehung zu setzen zu den heutigen Kenntnissen der normalen Kontinenz respektive Defäkationsfunktion.

Herr Huber hat sich – beraten durch den Vorsteher des Instituts für klinische Anatomie im hiesigen chirurgischen Departement, Herrn Prof. A. von Hochstetter – anhand frischer Dissektionspräparate über ein Jahr mit den Fragen dieses Zugangs befaßt. An den klinischen Fällen dieser Zeit konnten dann seine Erkenntnisse immer wieder in ihrer Bedeutung für die chirurgische Praxis überprüft werden. Die entsprechenden gemeinsamen Erfahrungen sind in der kleinen Monographie niedergelegt.

Was die Indikation zu diesem Vorgehen des „offenen Buches" anbetrifft so ist vorerst auf die gutartigen aber hartnäkkigen Leiden hinzuweisen, wie Rektovaginalfisteln, gutartige Ulcera, villöse Adenome und last not least ausgeprägte Rektalprolapse und in Ausnahmefällen sogar ausgesprochene Rektozelen. Gerade bei letzteren Leiden lassen sich zwei therapeutische Schritte sehr gut kombinieren, nämlich einerseits eine ausgedehnte Segmentresektion des Rektums und andererseits die Plastik des Beckenbodens mit Verbesserung des Anorektalwinkels durch Raffung der Puborectalisschlinge. Eindrücklich ist die gute Verträglichkeit des 2–3stündigen Eingriffes selbst bei sehr alten Menschen, vorausgesetzt, daß der Ventilation in Bauchlage große Beachtung geschenkt wird.

Bei den bösartigen Rektumtumoren sollte man sich auf solche beschränken, welche die Rektalwand nicht überschritten haben (UICC $T_1T_2N_0$ oder Dukes A). Dagegen darf die „heilige Kuh" des 5 cm großen Wandabstandes nach distal endlich geopfert werden. Das Schicksal des Rektumkarzinoms liegt in seiner pararektalen Ausbreitung, und ein Sicherheitsabstand der Wandresektion von 2 cm genügt in aller Regel. Somit sind *kleine*, auf die Darmwand beschränkte Tumoren von weniger als 3 cm Durchmesser bis 5 cm vom anokutanen Übergang sphinktererhaltend resezierbar – allerdings sollte intraoperative Schnellschnittkontrolle verfügbar sein.

Persönlich sind wir sehr froh um diese Bereicherung unseres chirurgischen Rüstzeugs und hoffen, daß dies auch in anderen Händen nützlich und erfolgreich sein kann.

Basel, September 1983 Martin Allgöwer

Inhaltsverzeichnis

Teil I
Transsphinktere Rektumchirurgie

1. Bedeutung

Die chirurgische Entfernung eines Krankheitsherds aus dem kaudalen Rektum oder die Resektion dieses Darmabschnitts stellt besondere Anforderungen an die Operationstechnik. Der betreffende Rektumanteil befindet sich nämlich mit der Muskulatur des Beckenbodens und den Sphinkteren in enger Nachbarschaft und Verbindung. Als Organsystem gewährleisten Rektum, Beckenboden und Sphinkteren die Defäkation auf natürlichem Weg sowie die Stuhlkontinenz. Es gilt nun mit einer Operation an dieser schwer zugänglichen Stelle die Erkrankung zu beseitigen, ohne dabei aber die normale Stuhlentleerung und -kontinenz zu zerstören. Die transsphinktere Rektumchirurgie ist ein Verfahren, das die Verwirklichung dieses Operationsziels ermöglicht. Die richtige Operationsindikation vorausgesetzt, bedeutet dies für den Patienten, daß er mit optimalen Heilungsaussichten von seiner Krankheit befreit werden kann, ohne den Anus praeter naturalis in Kauf nehmen zu müssen.

Die Idee der transsphinkteren Rektumchirurgie ist nicht neu. Verschiedene Autoren beschrieben sie in den Grundzügen schon in der 2. Hälfte des letzten Jahrhunderts. Verneuil und Kocher schilderten um 1875 die posteriore Freilegung des Rektums durch Kokzygektomie, und Kraske empfahl hierzu 1885 die Teilresektion des linken Sakrumflügels. Cripps veröffentlichte 1876 den transsphinkteren Zugang zum Rektum und die Resultate, die er mit dieser Methode in der Behandlung von 36 Patienten mit Rektumtumoren erzielte. Bemerkenswert ist besonders in diesem Zusammenhang, daß, obwohl die durchtrennten Sphinkteren nicht wieder zusammengenäht worden waren, doch 23 Patienten postoperativ wieder kontinent wurden. Obwohl seither immer wieder auf dieses Operationsverfahren hingewiesen wurde (Bevan 1917; David 1943; Larkin 1959; Oh u. Kark 1972), wandten es die Chirurgen nur zögernd oder überhaupt nicht an. Wohl aus Angst, mit einer unsicheren Operationstechnik bleibende Stuhlinkontinenz zu verursachen, schreckte man vor der Durchtrennung des M. levator ani und der Sphinkteren zurück. In neuerer Zeit publizierte Mason (1974) die von ihm entwickelte links parasakrale, transsphinktere Operationstechnik und seine damit erreichten ausgezeichneten Resultate. Im Anschluß an die Arbeiten von Mason wird seit 1974 am Departement für Chirurgie des Kantonsspitals Basel die transsphinktere Rektumchirurgie nach dieser Technik ebenfalls mit gutem Erfolg praktiziert.

In der anorektalen Chirurgie der Zukunft dürfte der transsphinktere Zugang eine immer wichtigere Stellung einnehmen. Wegen der präzisen Indikation handelt es sich allerdings v.a. in einer allgemeinchirurgischen Klinik nicht um ein alltägliches Operationsverfahren. Zudem ist die Anatomie des Beckens und des Beckenbodens recht kompliziert und variabel. So beobachteten wir z.B. erhebliche Unterschiede in Stärke und Anordnung des M. levator ani. Unterschiedlich fanden wir auch die Verhältnisse im „perirektalen Gewebe“, das zwischen seinen Faszien z.T. reichlich Fett und darin leicht lädierbare Gefäße enthält. In der Literatur der transsphinkteren Rektumchirurgie werden die anatomischen Grundlagen gewöhnlich nur stark vereinfacht geschildert, und häufig bleiben Fragen nach anatomischen Einzelheiten, wie z.B. der Innervation des Beckenbodens, unklar beantwortet. Der vorliegende Atlas soll dazu beitragen, die topographische Anatomie des Operationsgebiets und die Operationstechnik zu veranschaulichen.

2. Definition

Unter der transphinkteren Rektumchirurgie versteht man Eingriffe am Endabschnitt des Darms, für die sich der Chirurg durch dorsale Spaltung des Beckenbodens und ggf. auch der Sphinkteren Zugang verschafft. Während dieser Operation befindet sich der Patient in Bauchlage mit leicht gespreizten und in Hüft- und Kniegelenken 90° gebeugten Beinen (Heidelberger Lagerung). Durch einen links parasakralen Schnitt werden Beckenboden und, falls nötig, Sphinkteren gespalten, so daß das distale Rektum und der Analkanal freigelegt werden können. Nach erfolgtem Eingriff am Darm werden Beckenboden und Sphinkteren anatomisch rekonstruiert, womit ihre Funktion gewährleistet bleibt.

3. Indikation

Erkrankung

Folgende Erkrankungen des Rektums und Analkanals gelten als Indikation für einen chirurgischen Eingriff mit transsphinkterem Zugang:

- Rektummalignome im Frühstadium, die in tiefen, der „low anterior resection“ unzugänglichen Rektumabschnitten sitzen;
- gutartige und bedingt gutartige Tumoren, die transanal nicht radikal entfernt werden können;
- der Rektumprolaps mit Inkontinenz;
- rektale Fisteln und Strikturen, die auf anderem Wege nicht versorgt werden können;
- Läsionen des Beckenbodens und der Sphinkteren;
- Mißbildungen.

Weitere Bemerkungen zur Indikation finden sich in Teil IV.

Lokalisation

Zur Indikationsstellung gehört die Lokalisation des Krankheitsherds. Der transsphinktere Zugang eignet sich besonders für Eingriffe am Rektum zwischen 4 und 12 cm ab ano. Mit der vollständigen Spaltung der Sphinkteren wird der

Anwendungsbereich nach distal bis zur Linea dentata erweitert. Unter günstigen Umständen kann man durch den transsphinkteren Zugang kraniale Abschnitte des Rektosigmoids bis 30 cm ab ano erreichen. Sollte durch diesen Zugang keine genügende kraniale Mobilisation gelingen, was nach sorgfältiger Operationsplanung kaum eintritt, muß sie in diesem Falle durch die Laparotomie bewerkstelligt werden. Die Umlagerung des Patienten in Rückenlage und zurück in die Heidelberger Lagerung verursacht zwar einige Umstände. Mit entsprechender Vorbereitung und Behutsamkeit lassen sich aber ernsthafte Schwierigkeiten vermeiden.

Patienten

Die Heidelberger Lagerung wird bei entsprechender Führung der Anästhesie selbst von alten und geschwächten Patienten überraschend gut vertragen, so daß auch für diese Kranken die Indikation für einen transsphinkteren Eingriff ohne weiteres gestellt werden kann. Der im Mittel etwa 2,5 Stunden dauernde Eingriff ist offensichtlich weniger belastend als z.B. eine Laparotomie.

4. Vorbereitungen

Wie in jedem Tätigkeitsbereich der Chirurgie sind neben der Operationstechnik ebenso sehr die Indikationsstellung, die Operationsvorbereitungen und die Nachbehandlung am Operationserfolg maßgebend beteiligt.

Zu den Operationsvorbereitungen gehören die gründliche Reinigung des Kolorektums und die Bereitstellung eines Operationstischs, der die Heidelberger Lagerung ermöglicht. Zur Reinigung des Kolorektums eignet sich die enterale Spülung, wie sie in der Kolonchirurgie allgemein empfohlen wird, am besten. Verursacht allerdings die Rektumerkrankung eine wesentliche Behinderung der Passage, ist das 3zeitige Vorgehen mit temporärer Kolostomie zu wählen. Die perioperative Verabreichung von Antibiotika zur Infektprophylaxe ist von Vorteil; wesentlich für die Wirksamkeit dieser Maßnahme ist, daß zum Zeitpunkt der Operation genügend hohe Serumkonzentrationen bestehen. Siehe auch Teil III.

5. Nachbehandlung

Die Patienten vertragen die transsphinktere Operation ausgezeichnet und sollen postoperativ sofort mobilisiert werden. Mit der aufbauenden peroralen Ernährung kann man beginnen, wenn die Darmtätigkeit in Gang gekommen ist, d.h. also meistens etwa am 3. postoperativen Tage. Einläufe sind zu vermeiden, hingegen können Paraffinpräparate per os den Stuhlgang erleichtern.

6. Nachkontrollen

Anläßlich regelmäßiger Nachkontrollen wird einerseits die Heilung überwacht, andererseits die Kontinenz überprüft. Die Nachkontrollen betreffend Heilung sind nach malignen Leiden besonders wichtig und erfolgen im Rahmen der allgemeinen onkologischen Nachsorge. Während das Darmlumen rektoskopisch inspiziert werden kann, leistet die Computertomographie zur Beurteilung des pararektalen Raumes die besten Dienste. Eventuelle Tumorrezidive oder regionäre Metastasen können auf diese Art und Weise am ehesten frühzeitig entdeckt werden.

Die postoperative Kontinenz wird aufgrund der Angaben des Patienten und objektiver Befunde (Manometrie) geprüft. Sie kann sich besonders nach transsphinkter reseziertem Rektumprolaps mit Raffung des M. puborectalis und „posterior release" noch Monate postoperativ entwickeln (s. Abb. 1, s. S. 8/9). Von besonderem Interesse sind die Auskünfte des Patienten über die Kontinenz für Winde, für flüssigen und geformten Stuhl im Ruhezustand und beim Husten, Niesen usw. Mit der Rektalpalpation kann man den Tonus und die willkürliche Funktion des äußeren Sphinkters und des M. levator ani einschätzen.

7. Komplikationen

Komplikationen sind selten: Die Patienten, die präoperativ kontinent waren, sind innerhalb weniger Wochen postoperativ auch wieder kontinent. Besteht präoperativ Inkontinenz, so wird diese oft anläßlich der Operation durch Raffung der Levatorschlingen und deren „posterior release" und beim Rektumprolaps durch Resektion des prolabierten Darmstücks deutlich gebessert. Im Fall bereits vorbestehender Zerstörungen des Beckenbodens ist jedoch nicht mit Sicherheit eine Besserung der Inkontinenz zu erreichen. Ein Versuch ist dennoch lohnend, da die Situation durch den Eingriff nur noch verbessert, aber nicht verschlechtert werden kann.

Der postoperative Wundinfekt, der bei entsprechender präoperativer Darmreinigung, Operationstechnik und Antibiotikaprophylaxe selten auftritt, kann zur Dehiszenz der Nähte der Beckenboden- und Sphinktermuskulatur führen und dadurch Inkontinenz verursachen. Im Falle eines solchen ausgedehnten Wundinfekts muß die Wunde gespreizt und drainiert sowie eine Kolostomie angelegt werden. Nach Abheilung des Wundinfekts sollte die sekundäre Rekonstruktion des Beckenbodens und Wiederherstellung der Kontinenz gelingen.

Geht der Infekt von einer Nahtlücke der Rektumanastomose aus und bleibt er auf eine Fistel beschränkt, so wird die Kontinenz kaum gefährdet. Der drainierte Infekt kann abheilen, wenn das Rektum von der Stuhlpassage ausgenommen wird, sei es mittels der sog. Astronautenkost, sei es mit einer temporären Kolostomie.

8. Bemerkungen zur Kontinenz

Unter Kontinenz versteht man die willkürliche und unwillkürliche Kontrolle über die Stuhlentleerung. Man unterscheidet zwischen Grob- und Feinkontinenz. Mit Grobkontinenz ist die Kontrolle der Entleerung größerer und fester Stühle gemeint. Feinkontinenz bedeutet die Kontrolle über die Entleerung kleiner Stuhlmengen und flüssiger Stühle sowie der Winde. Dementsprechend gibt es verschiedene Stufen der Inkontinenz; die totale Inkontinenz entspricht der völlig unkontrollierten Stuhl- und Windentleerung.

Die Kontinenz wird durch ein komplexes Organsystem gewährleistet. Zu diesem gehören:

- das Rektum, die Beckenbodenmuskeln (insbesondere der M. puborectalis) und die Sphinkteren;
- die Sensibilität und Motorik dieser Organe, sowie
- Reflexe und zentralnervöse Funktionen.

In diesem Organsystem tragen folgende Faktoren zur Kontinenz bei:

Die Krümmungen des Rektums in der Frontal- und Sagittalebene und seine Plicae transversales (Houston, Kohlrausch) verzögern die Bewegung der Stuhlmasse. Dabei kommt besonders der anorektalen Abknickung, deren Funktion gerne mit der eines Flatterventils oder dem Phänomen des abgeknickten Gartenschlauchs verglichen wird, große Bedeutung zu. Der anorektale Winkel wird durch den Zug der Puborektalisschlinge und durch die Bogensehne des Lig. anococcygeum aufrechterhalten.

Dem sternförmigen Schleimhautquerschnitt des Analkanals und seinen schwellkörperähnlichen Elementen (Plexus haemorrhoidales) wird eine abdichtende Funktion zugeschrieben.

Im Analkanal kann ein Ruhedruck gemessen werden, der aus dem Ruhetonus der Mm. sphincter internus, sphincter externus und puborectalis resultiert und normalerweise zwischen 30 (2,94) und 50 cm H_2O (4,9 kPa) beträgt. Mit diesem Druck bildet der Analkanal gegenüber dem Druck von 10–30 cm H_2O (0,98–2,94 kPa) im Rektum eine wirksame Barriere. Wird das Rektum gebläht, tritt reflektorisch eine kurzfristige Erschlaffung des M. sphincter internus mit meßbarem Druckabfall im Analkanal ein. Dadurch kann tiefer tretender Darminhalt im unteren Analkanal diskriminiert und seine Entleerung kontrolliert werden.

Mit willkürlicher Kontraktion der Sphinkteren kann die Barrierenwirkung durch Erhöhung des Drucks im Analkanal verstärkt werden („squeeze pressure"). Diese willentliche Sphinkterkontraktion kann jedoch nur während rund 1 Minute aufrechterhalten werden.

Eine intraabdominelle Drucksteigerung bewirkt eine Tonuserhöhung der äußeren Sphinkteren und des M. puborectalis. Dieser Mechanismus trägt z.B. beim Husten, Niesen und Lachen zur Kontinenz bei.

Die stufenweise zunehmende Blähung des Rektums bewirkt eine stufenweise zunehmende Druckerhöhung im Analkanal bis zu einem Plateau von 80–130 cm H_2O (7,84–12,75 kPa) (resting yield pressure).

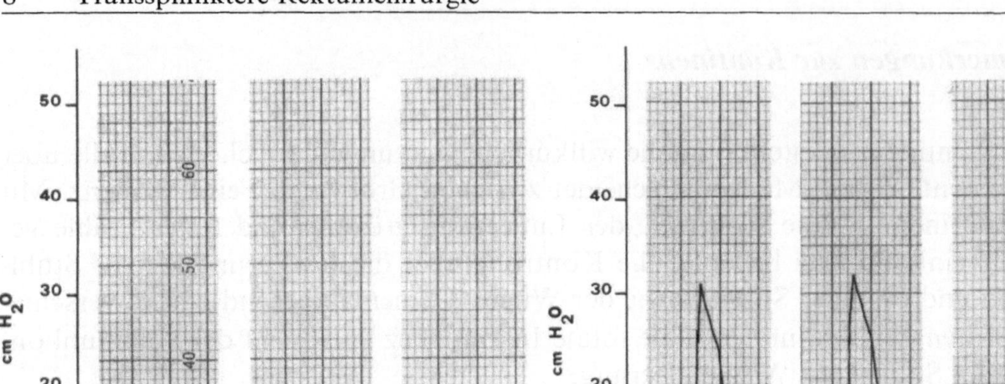

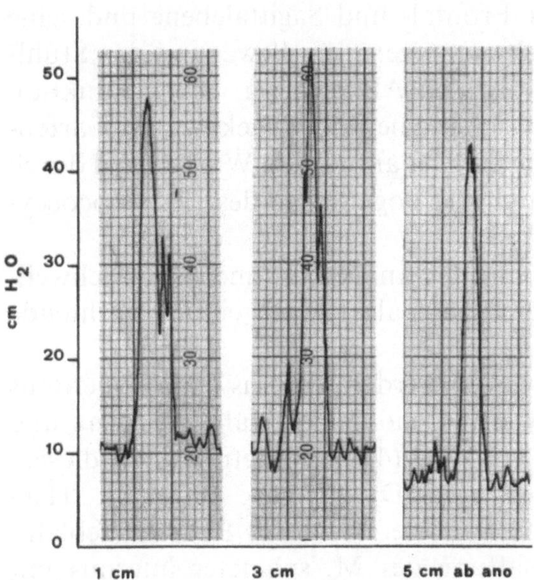

Abb. 1a–d. Manometriekurven* einer 82jährigen Patientin, die wegen eines Rektumprolapses mit Inkontinenz operiert wurde. Zur Druckmessung dienten offene Perfusionsdrucksonden, zur Blähung geschlossene Ballonsonden. Die Kurven wurden mit einer Geschwindigkeit von 5 cm/min von rechts nach links aufgezeichnet. Die Nullinie und die Druckwerte entsprechen nicht den Zahlen auf dem Kurvenpapier, sondern denen der Ordinate.

---

* Dr. med. M. Dürig, Departement für Chirurgie, Kantonsspital Basel: Persönliche Mitteilung

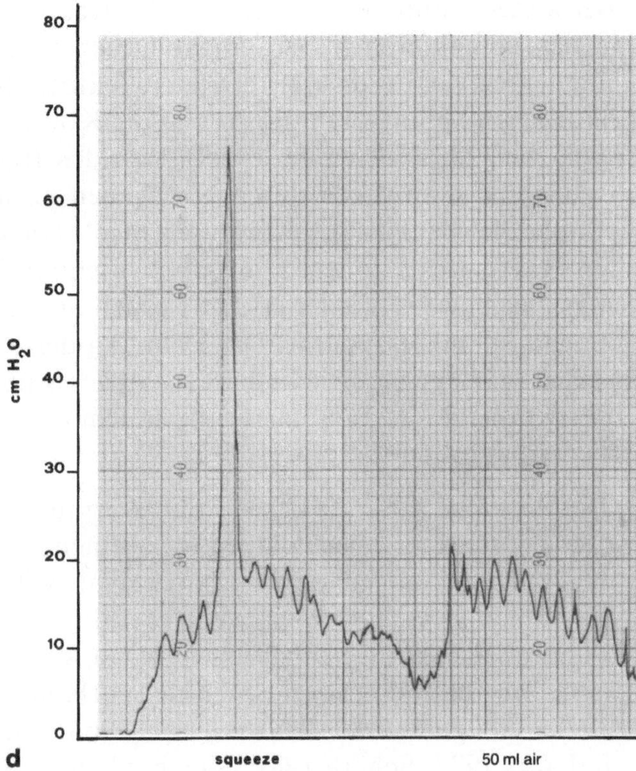

a Präoperativ betrugen die Druckwerte im Analkanal in Ruhe um 3 cm H_2O (0,29 kPa), die bei willkürlicher Kontraktion der Sphinkteren kaum anstiegen.

b Der Rektumprolaps wurde transsphinkter reseziert, die Puborektalisschlinge gerafft und ein „posterior release" durchgeführt. Das Resektat war 30 cm lang. Die Pars pelvina recti wurde also vollständig entfernt, und das „Neorektum" besteht nun aus Colon sigmoideum. Eine Woche postoperativ lag der Ruhedruck im Analkanal bei 12 cm H_2O. Durch willkürliches Kneifen der Sphinkteren wurden Druckwerte um 30 cm (H_2O (2,94 kPa) erreicht.

c Die Druckwerte betrugen 6 Wochen postoperativ (s. auch ***d***) in Ruhe um 10 cm H_2O (0,98 kPa), bei willkürlicher Sphinkterkontraktion bis 65 cm H_2O (6,37 kPa).

d Die Blähung des Neorektums löste refektorisch eine kurze Erschlaffung des M. sphincter internus aus, wie sie physiologischerweise bei der Blähung des Rektums beobachtet wird. Nach dem Druckabfall wurde ein kräftiger Druckanstieg registriert. Dieser beruht auf der willkürlichen Kontraktion der Sphinkteren („squeeze pressure"), welche eine propulsive Welle im Rektum stoppen und bereits für kurze Zeit Kontinenz garantieren kann.

Bei weiterer stufenweiser Blähung des Rektums setzt eine willkürliche Kontraktion der Sphinkteren bis zu einem Druck von bis 400 cm H_2O (39,2 kPa) ein („augmented yield pressure"). Diese reflektorische Zunahme der Kontraktion der willkürlichen Sphinkteren dürfte u.a. die Kontinenz während des Schlafs gewährleisten. Auf der anderen Seite paßt sich das Rektum dem erhöhten Druck bzw. der zunehmenden Masse durch Nachgeben an und erfüllt damit eine Reservoirfunktion, die ebenfalls der Kontinenz dient. Diese Adaptationsreaktion fehlt nach tiefen Rektumresektionen, kann aber offenbar für das interponierte Neorektum wenigstens teilweise wieder erlernt werden und ist abhängig von einem funktionstüchtigen Sphinkterapparat. Die Dehnung der externen Sphinkteren und der Puborektalisschlinge verursacht das Gefühl des Stuhldrangs und löst eine willkürliche Kontraktion dieser Muskeln aus. In diesem Zusammenhang sind 2 Erfahrungstatsachen von größtem Interesse:

1. Der Ausfall der willkürlichen Sphinktermuskulatur, insbesondere des M. puborectalis, führt zu einer völligen Inkontinenz.
2. Bei Kindern mit schweren anorektalen Mißbildungen kann eine akzeptable Kontinenz erreicht werden, wenn es gelingt, Darm durch eine funktionstüchtige Puborektalisschlinge einzuziehen, selbst wenn weder Rektum, noch Analkanal, noch innerer und äußerer Sphinkter vorhanden sind (Deucher 1976; Dickinson 1978; Goligher 1980; Harris et al. 1966; Ihre 1974; Kerremans 1969; Lane u. Parks 1977; Schärli 1981; Shepherd 1980; Stephens u. Smith 1971; Telander et al., im Druck; Wilson 1977).

Teil II
Topographische Anatomie

Grundlagen und Methodik

Alle Abbildungen (Abb. 2–14) gründen auf Präparaten der Abteilung für topographische und klinische Anatomie des Departements für Chirurgie des Universitätsspitals Basel. In Zusammenarbeit mit von Hochstetter wurden Präparate ausgewählt, hergestellt und an ihnen die für die transsphinktere Chirurgie wichtigen Einzelheiten herausgearbeitet.

Der transsphinktere Zugang zum Rektum wurde an ausgearbeiteten Präparaten der Operation entsprenchend nachvollzogen. Aufgrund der übersichtlichen Anatomie dieser Präparate ergaben sich neue Gesichtspunkte und Erkenntnisse. Es war einleuchtend, daß diese mit Vorteil in der Operationstechnik berücksichtigt werden müssen. Im vorliegenden Atlas ist die in Zusammenarbeit mit Allgöwer weiterentwickelte Operationstechnik abgebildet und beschrieben. Sie hat sich in der Praxis unserer Klinik bereits bewährt.

Sämtliche Abbildungen und Schemata wurden vom Verfasser angefertigt. Die Abbildungen der topographischen Anatomie und der Operationstechnik wurden in Kohle gemalt, die Schemata mit Tusche gezeichnet. Mit einer Ausnahme wurden die Kolorierungen erst auf den fotografischen Reproduktionen der Originalabbildungen angebracht.

Die Arbeit an den Präparaten ist mit Fotografien dokumentiert. Die fotografischen Aufnahmen wurden von Fotoabteilungen der Medizinischen Fakultät ausgeführt.

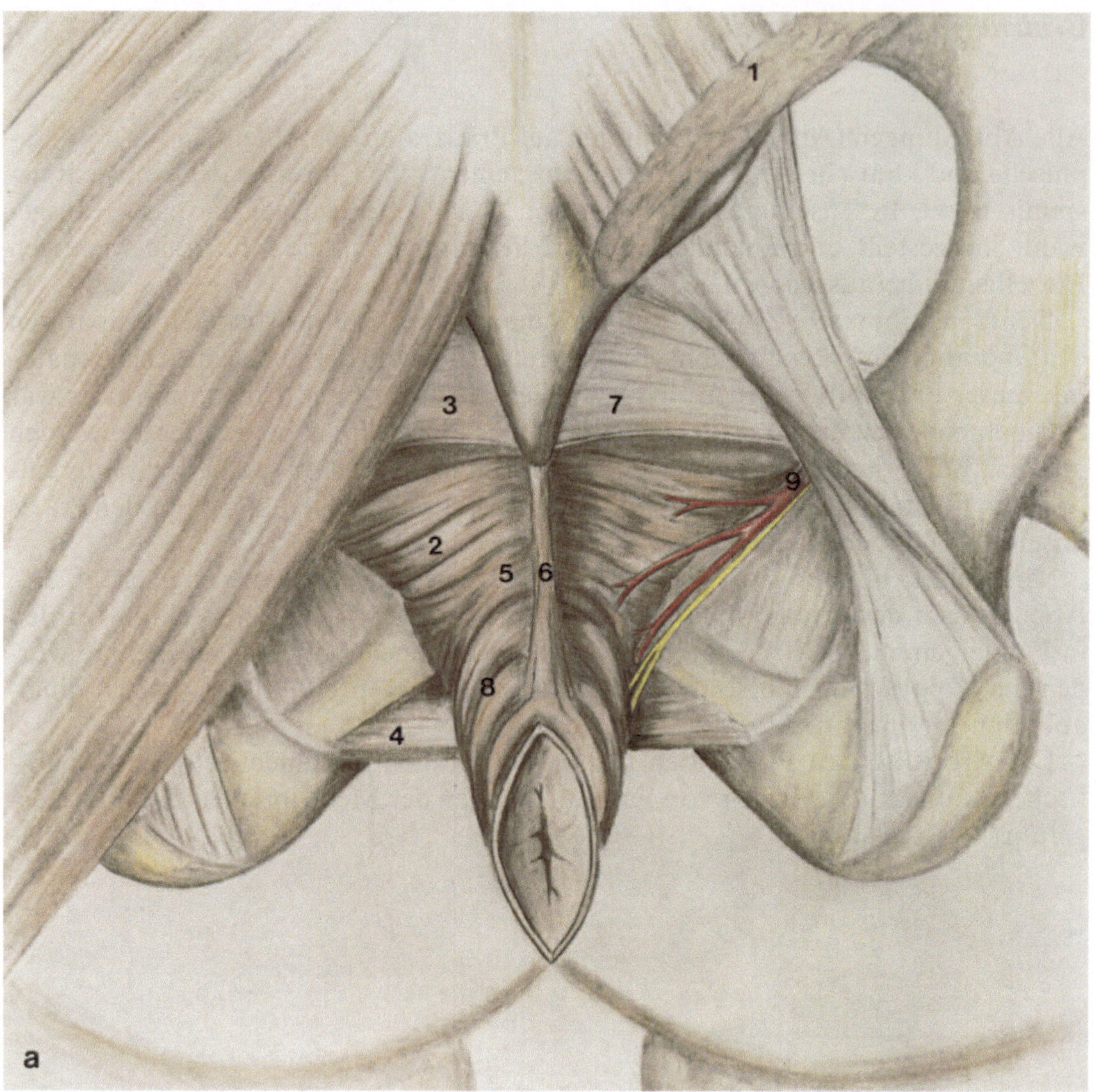

Abb. 2a, b. Anatomisches Präparat eines weiblichen Beckens. Die dorsale und leicht kraniale Ansicht entspricht etwa der Blickrichtung des Chirurgen auf den Patienten in Heidelberger Lagerung während des transsphinkteren Eingriffs. Der rechte M. glutaeus maximus (*1*) ist abgeschnitten, damit die Form des Beckenbodens besser erkenntlich wird. Den Beckenboden, das Diaphragma pelvis, unterteilen wir in das Diaphragma rectale und das Diaphragma urogenitale. Das Diaphragma rectale wird von den beiden Mm. levatores ani (*2*) und Mm. coccygei (*3*), das Diaphragma urogenitale (*4*) von den Mm. perinei profundi und superficiales gebildet.

Die beiden Mm. levatores ani bilden einen Trichter, dessen Auslauf auf Höhe der Puborektalisschlinge (*5*) beginnt und hier um ca. 90° nach dorsal abbiegt. Am M. levator ani unterscheidet man entsprechend dem Ursprung der Muskelfasern 3 Anteile, nämlich die Pars pubica, die Pars tendinea und die Pars ischiadica.

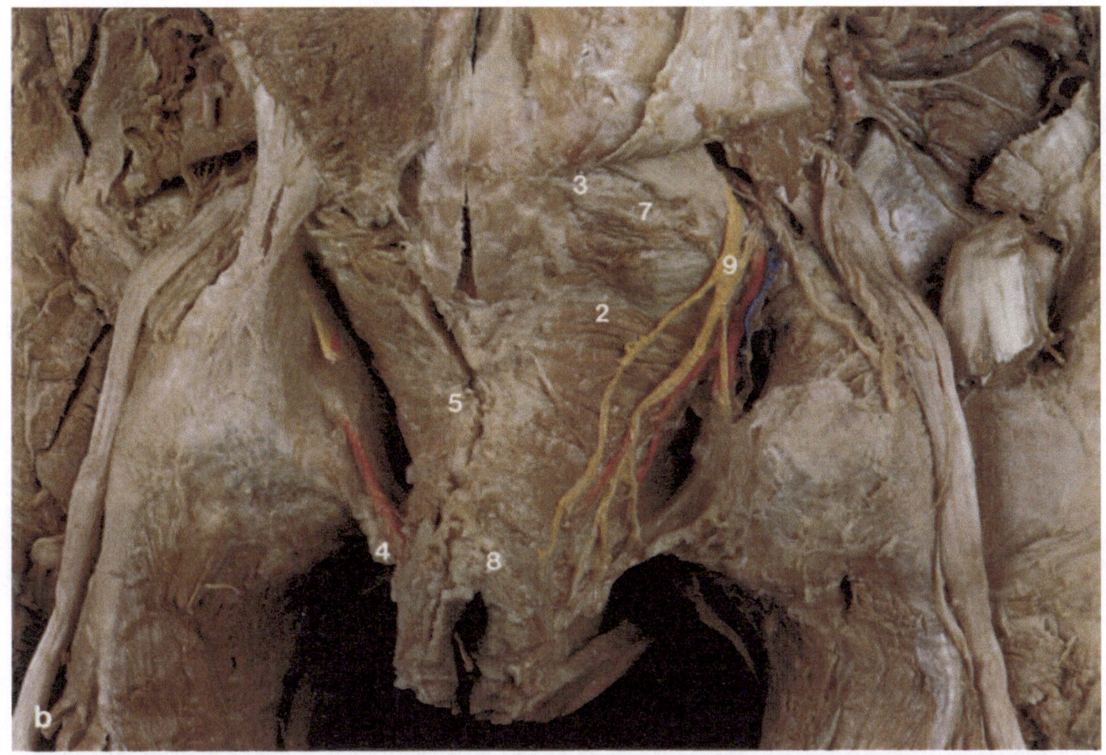

Der Ursprung beginnt ventral an der Innenseite des Os pubis (Pars pubica), verläuft an der inneren Beckenwand entlang dem Arcus tendineus der Fascia obturatoria interna (Pars tendinea) und zieht dorsal bis zur Spina ischiadica (Pars ischiadica). Die medialen Fasern der Mm. levatores ani, die vom Os pubis ausgehend als kräftige Schlinge das Rektum dorsal umfassen, nennt man kurz Puborektalisschlinge (*5*); dieser kommt größte Bedeutung für die Stuhlkontinenz zu. Dorsal vereinigen sich die beiden Levatorenschenkel in der Raphe anococcygea, die an der Spitze des Steißbeins ansetzt. Muskuläre Fasern, die an der Steißbeinspitze entspringen und in den äußeren Sphinkter einstrahlen, bilden das Lig. anococcygeum (*6*). Zwischen diesem und der Raphe anococcygea besteht ein freier Durchgang. Ventral begrenzen die beiden Levatorenschenkel mit ihrem Rand das Levatortor, welches durch im Centrum tendineum überkreuzende Muskelfasern in den Hiatus rectalis und den Hiatus urogenitalis unterteilt wird. Durch den Hiatus rectalis tritt das Rektum, durch den Hiatus urogenitalis, der von außen mit dem Diaphragma urogenitale abgedeckt ist, treten die Urogenitalorgane.

Die Mm. coccygei ziehen vom Os coccygis zur Spina ischiadica und bilden den dorsalsten Anteil des Beckenbodens. Die Fasern des M. coccygeus (*3*) durchwirken das Lig. sacrospinale (*7*) und bilden mit diesem eine Einheit. Stärke, Anordnung und Verlauf der Mm. levatores ani und coccygei können individuell sehr unterschiedlich sein.

Der M. sphincter ani externus (*8*) bildet den unteren Anteil des Beckenbodentrichters, d.h. dessen Auslauf. Man unterscheidet 3 Anteile, nämlich die Pars subcutanea, die Pars superficialis und die Pars profunda.

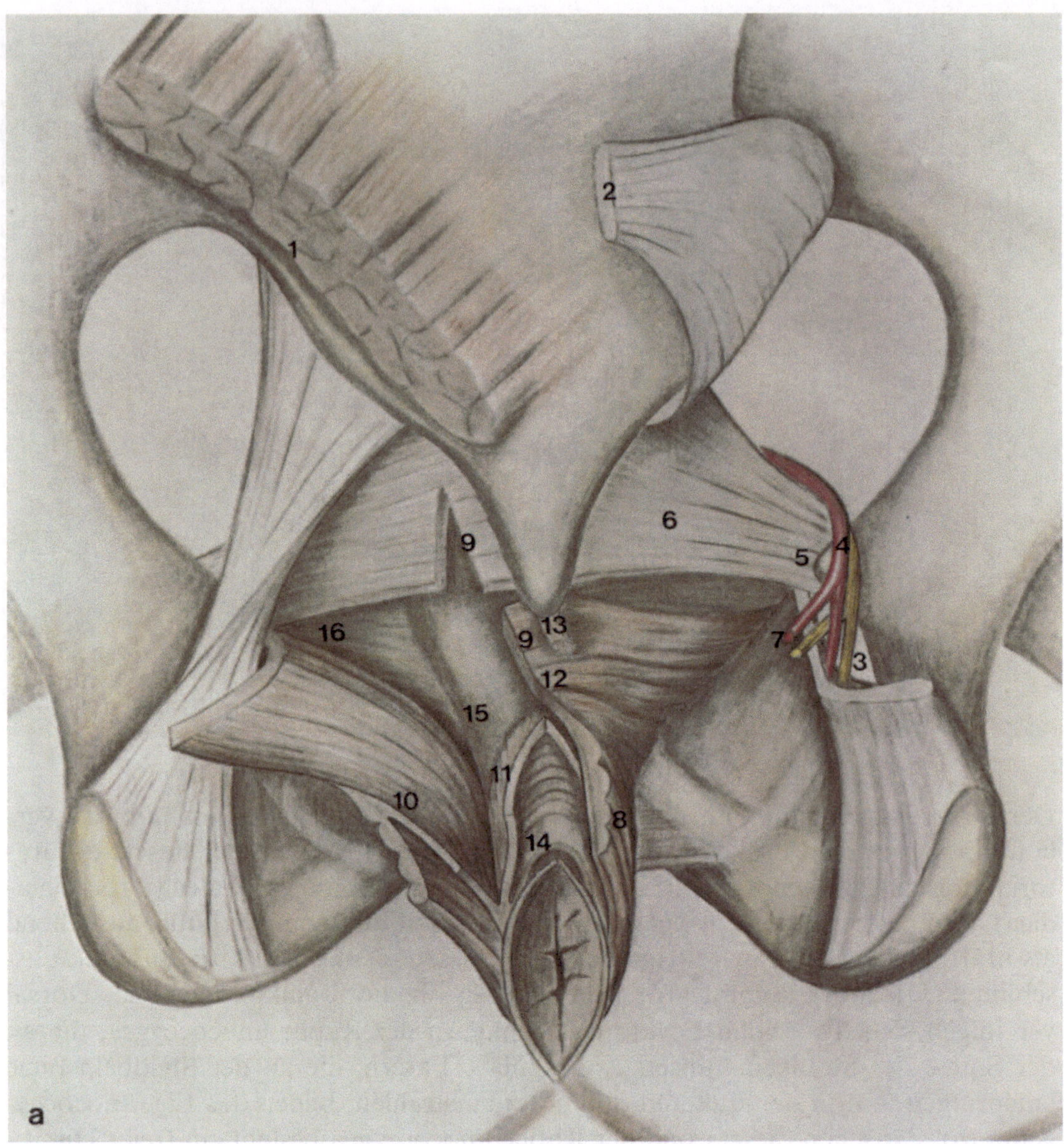

Abb. 3a,b. Als Vorlage dient hier das weiterbearbeitete Präparat von Abb. 1. Der linke M. glutaeus maximus (*1*) ist abgeschnitten, der rechte nicht dargestellt.

Abb. 2a,b. *(Fortsetzung)*
Der M. levator ani und der M. sphincter ani externus werden aus Ästen (*9*) der A. pudenda mit Blut versorgt. Der aus dem N. pudendus abgehende Nervenast (*9*) innerviert jedoch nur den M. sphincter ani externus und den kaudalen Anteil des M. puborectalis. Der M. levator ani und der kraniale Anteil des M. puborectalis werden von Nerven aus dem Plexus sacralis versorgt, die auf der inneren, pelvinen Seite des Beckenbodens liegen. Das Diaphragma rectale ist innen und außen von Faszien überzogen, die am Levatortor ineinander übergehen. Auf der Innenseite geht sie in die Fascia pelvis parietalis interna über.

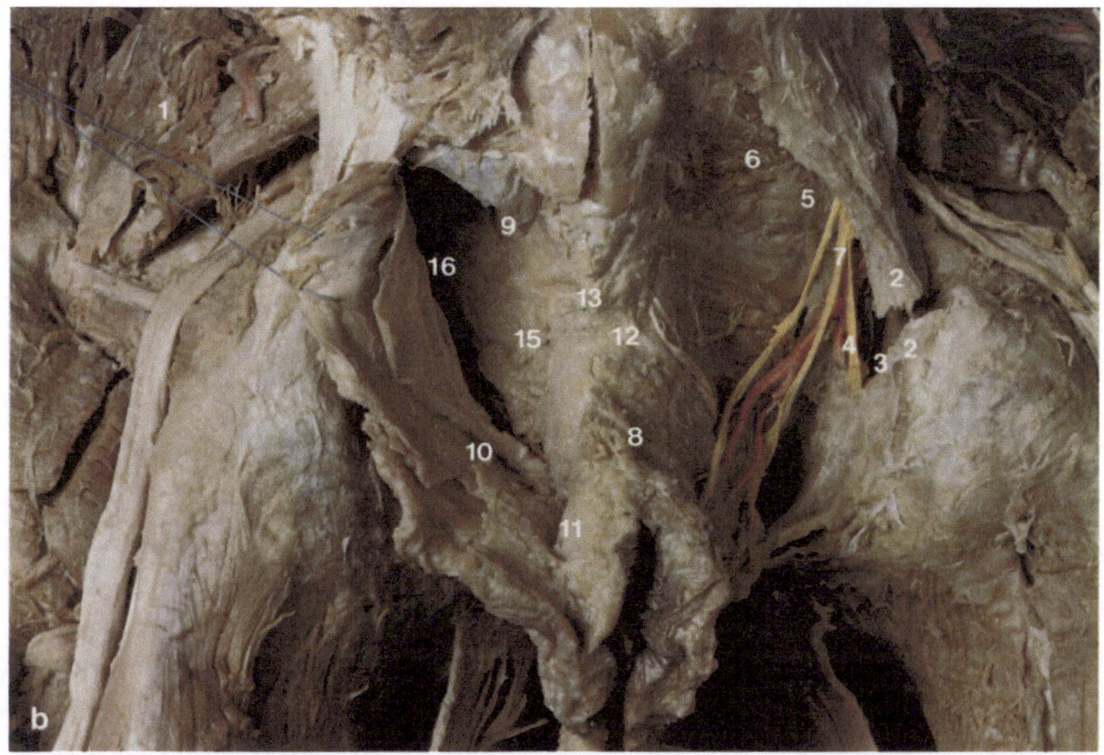

Das rechte Lig. sacrotuberale (*2*) ist durchtrennt und hochgeschlagen, so daß der Eingang des Alcock-Kanals (*3*) sichtbar wird. In diesem verlaufen N. pudendus und Vasa pudenda (*4*), nachdem sie das kleine Becken verlassen haben und um die Spina ischiadica (*5*) bzw. das Lig. sacrospinale (*6*) umgebogen sind. Hier zweigen Nn. rectales inferiores (*7*) und die A. rectalis inferior (*7*) ab, die der Übersicht zuliebe abgeschnitten gezeichnet sind. Die Sphinkteren (*8*) sind dorsal in der Medianen, der Beckenboden (*9*) ist links parasakral gespalten. Dabei zeigt es sich, daß v.a. dorsal und distal die inneren Fasern des M. levator ani längs verlaufen (*10*) und in die Längsmuskulatur des Rektums (*11*) einstrahlen. Sowohl intraoperativ als auch an anatomischen Präparaten fallen die unterschiedliche Stärke und Anordnung der Muskelfasern des M. levator ani auf, und die üblicherweise abgebildete teleskopartige Zweischichtigkeit ist, besonders bei alten Menschen, nicht immer deutlich zu erkennen. Am vorliegenden Präparat konnte eine innere, längs verlaufende und eine äußere, eher zirkulär verlaufende Schicht dargestellt werden, deren Dissektion aber ein Kunstprodukt der Präparation ist. Auf der Abbildung ist die Vereinigung des M. levator ani mit dem Rektum teilweise dissiziert. Die semizirkulär angeordneten äußeren Fasern des M. levator ani vereinigen sich dorsal zur Raphe anococcygea (*12*), die unter dem abgeschnittenen Lig. anococcygeum (*13*) sichtbar wird. Distal verschlingen sich diese äußeren Fasern als M. puborectalis mit den tiefen Anteilen des äußeren Sphinkters. Unter der gespaltenen Längsmuskulatur des Rektums kommt dessen Ringmuskulatur zum Vorschein, die sich kaudal zum M. sphincter ani internus (*14*) verstärkt. Durch den aufgeklappten Beckenboden erkennen wir den Faszienmantel (*15*) des Rektums und den Ansatz der seitlichen Flügel („ailerons latéraux“) (*16*).

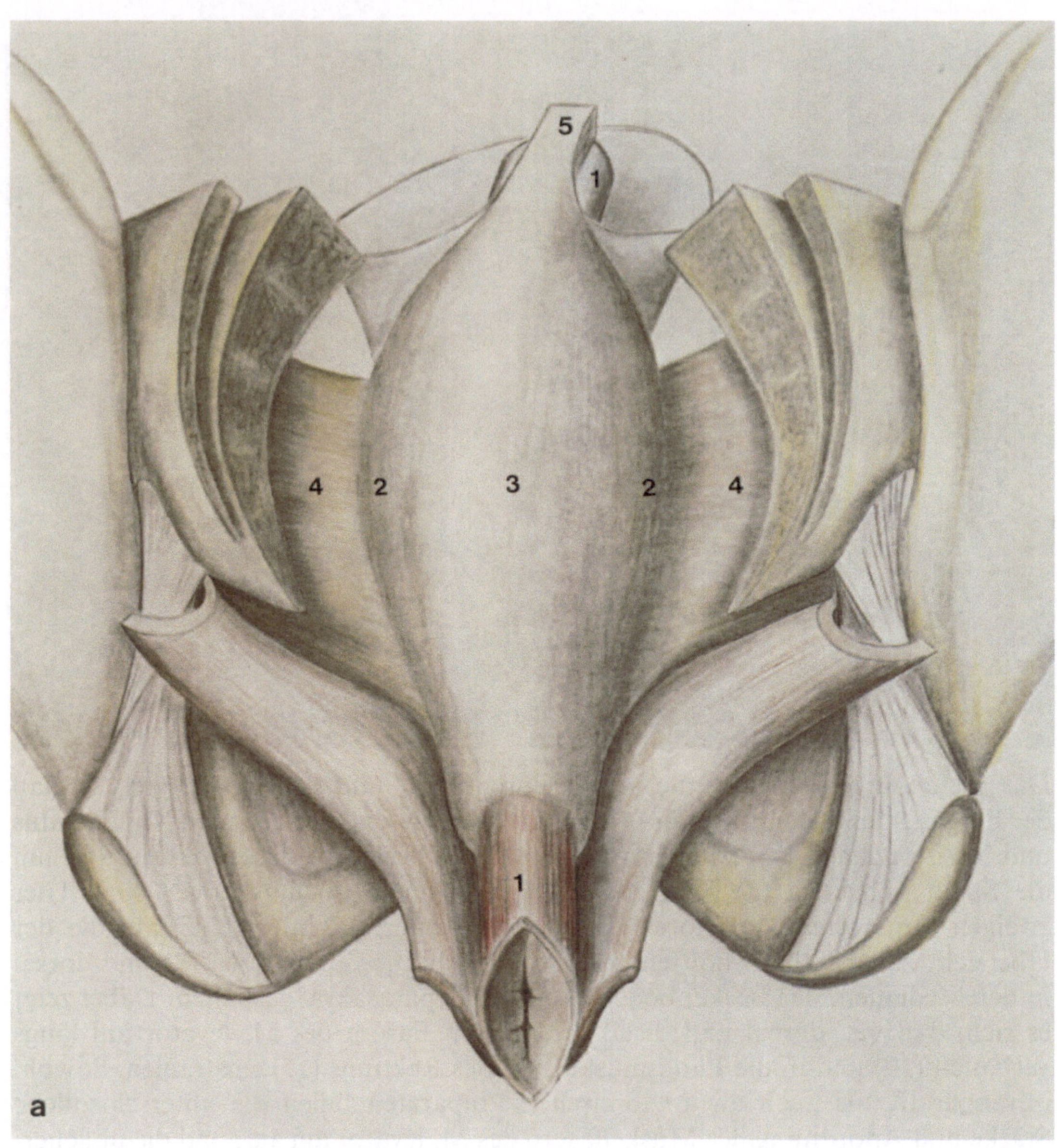

Abb. 4a, b. Im gleichen Präparat wurde das Sakrum in der Mittellinie entzweigesägt, so daß das Becken dorsal weit aufgeklappt werden konnte. Damit gewann man eine breite dorsale Ansicht des Rektums (*1*) und seines Faszienmantels (*2*). Als Waldeyer-Faszie (*3*) wird eigentlich nur der dorsale Anteil des Mantels bezeichnet. Beidseits ist diese Mantelfaszie in seitliche Flügel (*4*) ausgezogen, die

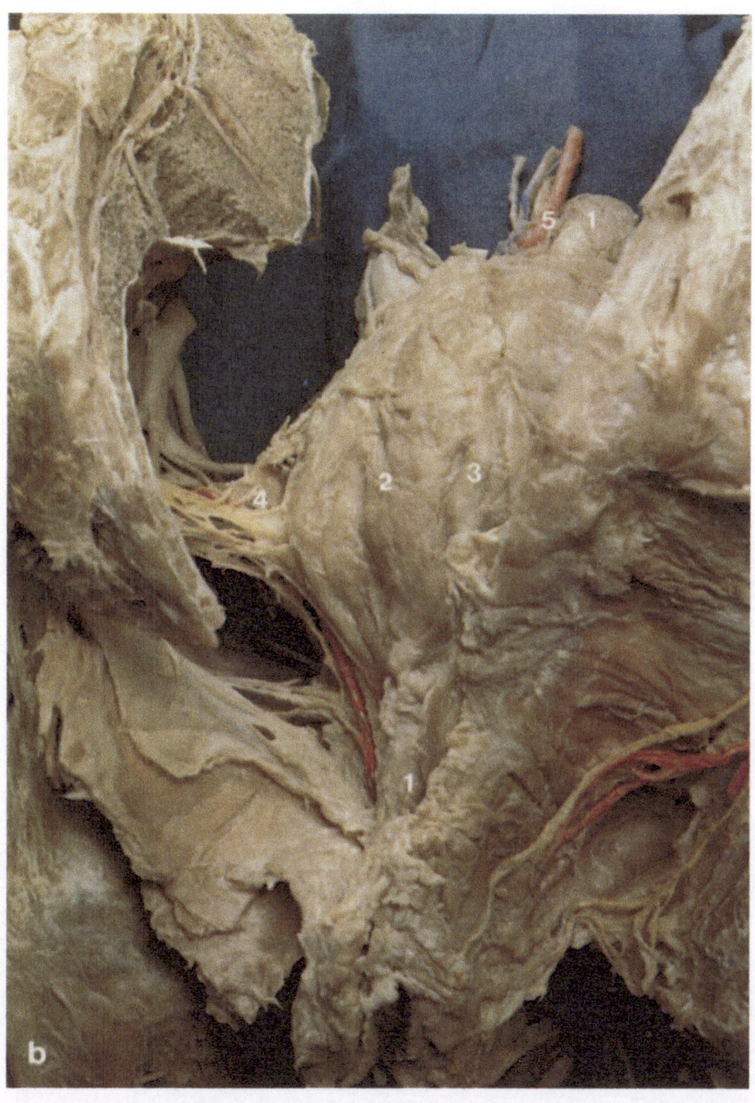

auf die Beckenwand, d.h. in die Fascia pelvis parietalis interna übergehen. Dort, wo das Rektum in den Analkanal übergeht, schlägt sich die Mantelfaszie dorsal ebenfalls auf die Fascia pelvis parietalis um. Kranial verliert sich die Waldeyer-Faszie im Bindegewege (*5*) des Mesosigmoides. Die ventrale Wand des Faszienmantels bildet Denonvilliers Faszie.

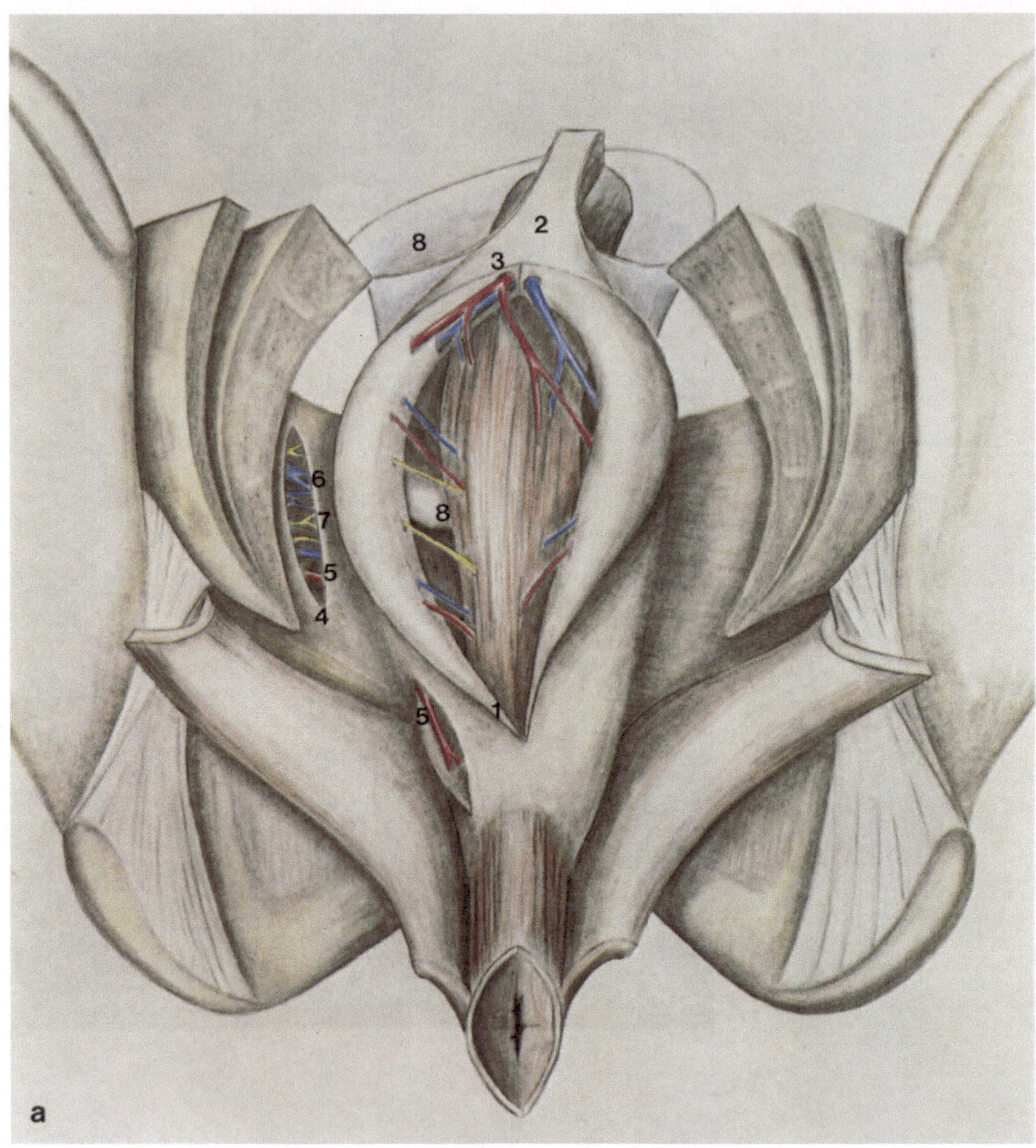

Abb. 5 a, b. Die Waldeyer-Faszie ist in Längsrichtung aufgeschnitten (*1*). Dabei wird die nahe Gefäß- und Nervenversorgung des Rektums ersichtlich. Vor allem von beiden Seiten, deutlich weniger an der Vorder- und Hinterfläche, dringen Blutgefäße und Nervenbündel ins Rektum ein.

Kranial gelangen aus dem Retroperitoneum des auslaufenden Mesosigmoids (*2*) die A. rectalis superior (*3*) als Endast der A. mesenterica inferior in Begleitung ihrer Vene und die Nn. hypogastrici in den Faszienmantel. Die A. rectalis superior zweigt sich meist in 2 gelegentlich auch mehrere Äste auf, die sich distal weiterverzweigen und mit Ästen der A. rectalis media und der A. rectalis inferior funktionelle Anstomosen bilden. In den seitlich ausgezogenen Flügeln, von denen hier der linke aufgeschnitten (*4*) dargestellt ist, erreichen A. rectalis media (*5*), Venen-

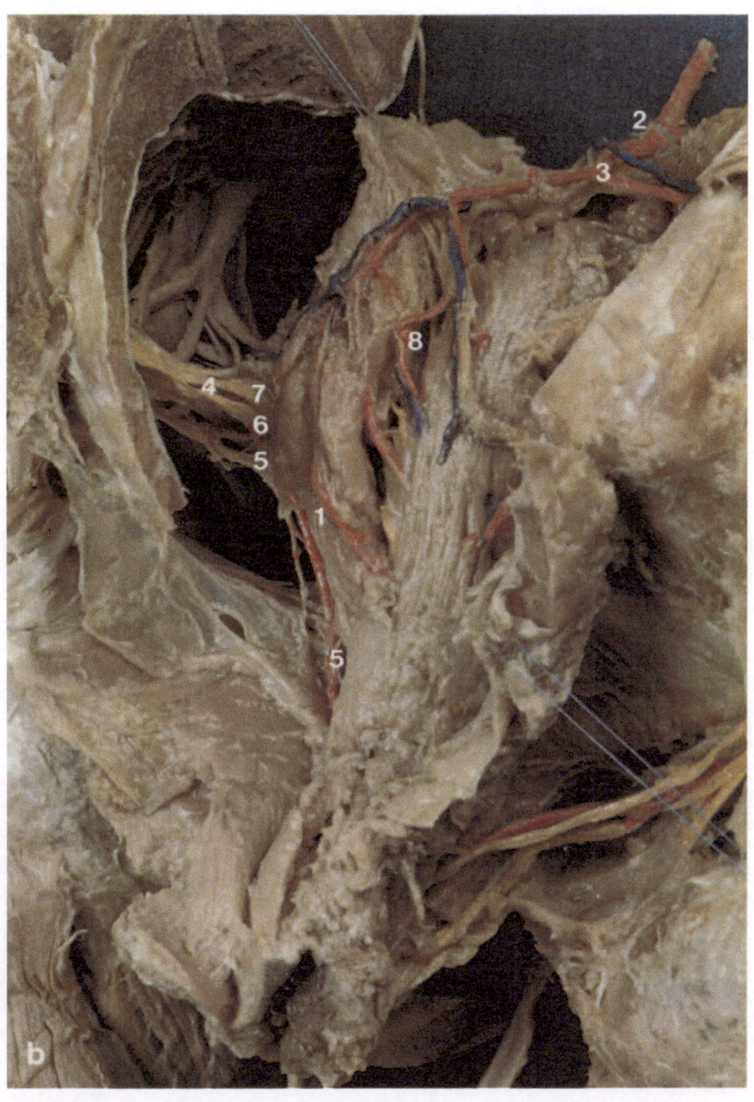

plexus (*6*), sowie die Nn. splanchnici pelvini (pelvici, erigentes) und Rami communicantes des pelvinen sympathischen Grenzstrangs als vegetative Nervengeflechte (*7*) das innere des Faszienmantels. Die Gefäß- und Nervengeflechte enthaltenden seitlichen Flügel werden auch als Mesorekta bezeichnet. Ihre kaudalen Abschnitte enthalten parietal wenig Gefäße und Nerven und können als Pars flaccida des Mesorektums bezeichnet werden.

Wird das Rektum weit genug nach kranial skelettiert, erreicht man ventrolateral die Excavatio rectovesicalis oder rectouterina (Douglas) (*8*). Das Peritoneum kann eröffnet werden, wodurch die weitere Mobilisierung des Rektosigmoids nach proximal ermöglicht wird.

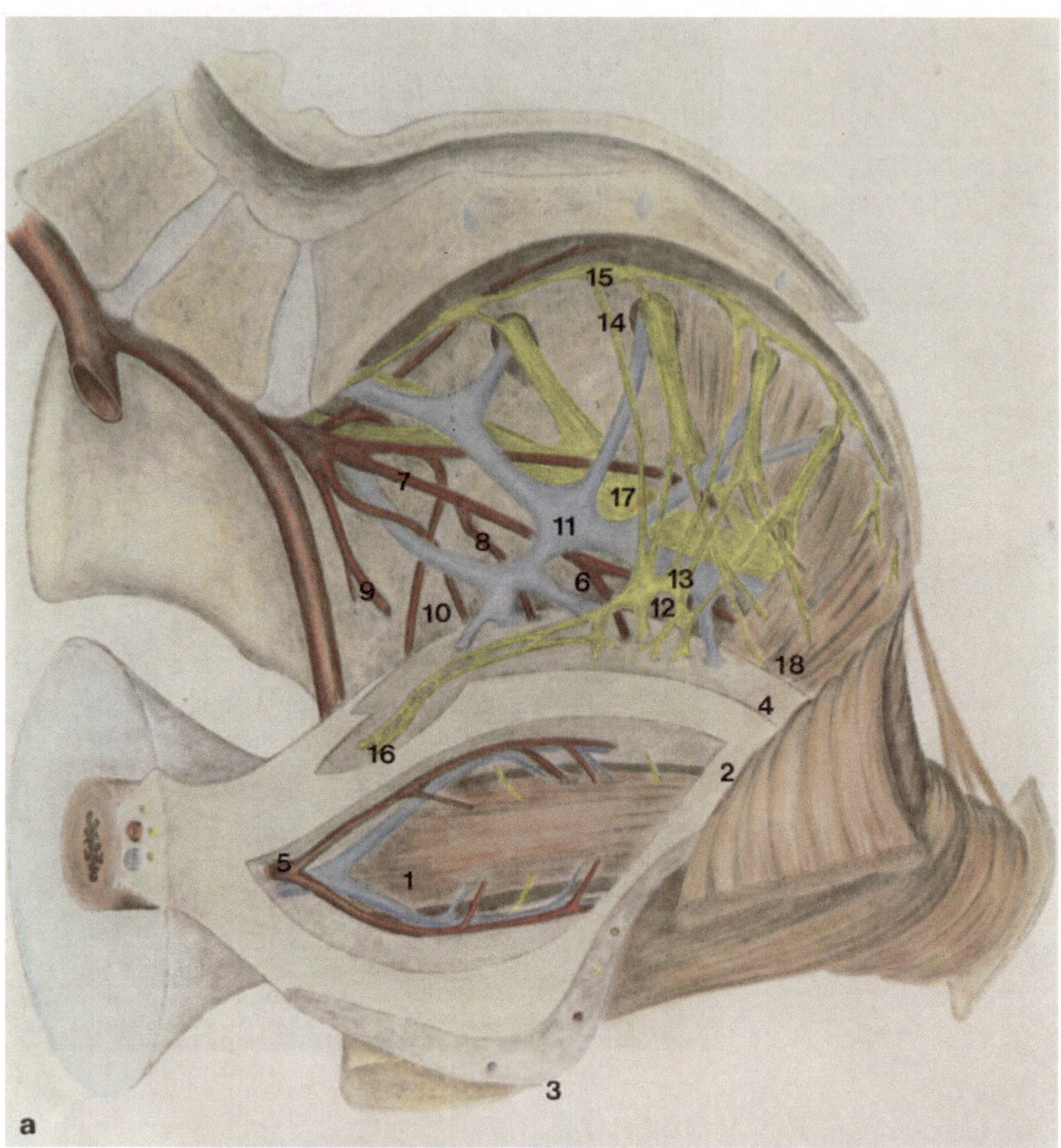

Abb. 6a, b. Als Vorlage dient die rechte Hälfte eines links parasagittal geschnittenen Beckenpräparats eines Mannes. Das Rektum (*1*) und sein aufgeschnittener Faszienmantel (*2*) sind aus der Beckenhöhle herausgerollt und gestreckt. Der linke Flügel (*3*) des Faszienmantels ist nahe diesem abgeschnitten, ebenso die Faszienhülle des rechten (*4*).

Die A. rectalis superior (*5*) zweigt sich kurz nach dem Eintritt in den Faszienmantel in 2 Hauptäste auf, deren weitere Verzweigungen mit denen der A. rectalis media (*6*) und der A. rectalis inferior anastomosieren. Die A. rectalis media entspringt hier aus der A. pudenda interna (*7*). Die A. ductus deferentis (uterina) (*8*) und die Aa. vesicales superior (*9*) und inferior (*10*) erreichen ebenfalls durch die Flügel ihre Bestimmungsorgane. In und unter dem Flügel liegende kräftige Venenplexus (*11*) sammeln das Blut der Organe des kleinen Beckens und leiten

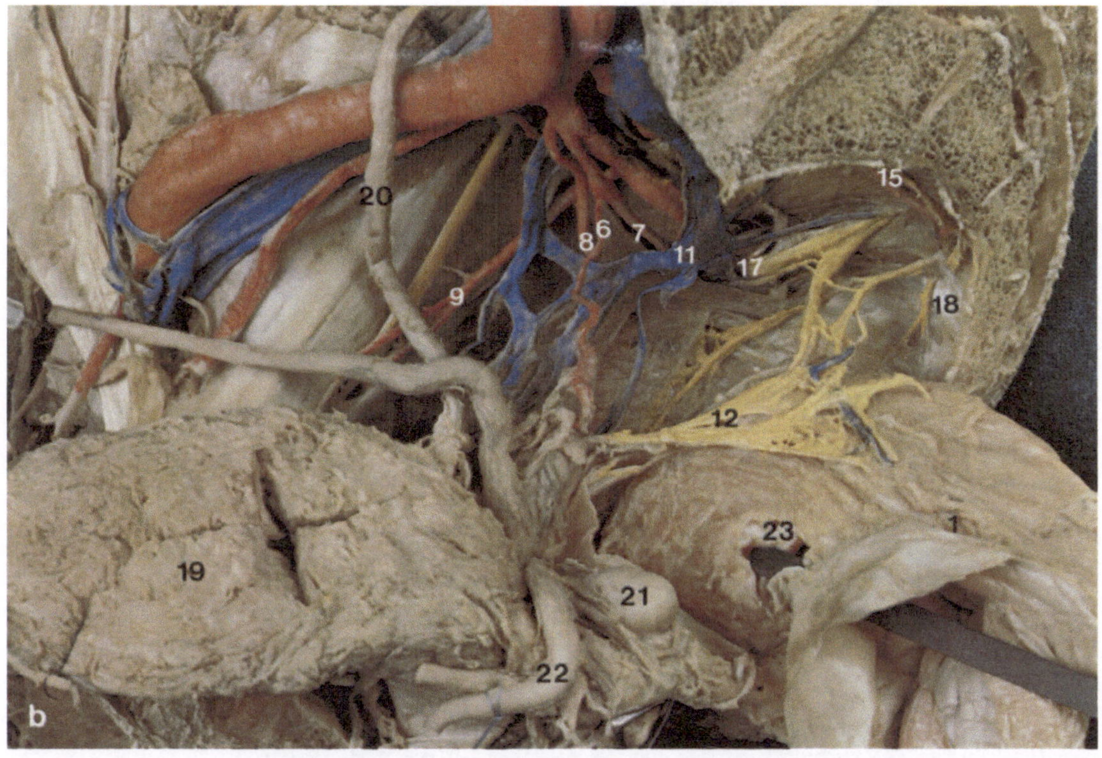

es in die V. iliaca interna ab. Der Plexus hypogastricus inferior (*12*) bezieht seine parasympathischen Fasern aus den Nn. splanchnici pelvini (erigentes, pelvici) (*13*) der Segmente S_{2-4}, die sympathischen Fasern aus den Rami communicantes (*14*) des pelvinen Grenzstrangs (*15*) und den Nn. hypogastrici (*16*). Die Nn. hypogastrici treten wie die A. rectalis superior in den Faszienmantel ein und nehmen mit dem Plexus hypogastricus inferior Verbindung auf. Die Nervenwurzeln der sakralen Segmente bilden den Plexus sacralis (*17*). Von den Segmenten $S_{(2)3-4}$ ausgehende Nervenfasern (*18*) innervieren die Mm. coccygeus und levator ani von der pelvinen Seite her. Die äußeren Sphinkteren dagegen werden von Nervenfasern innerviert, die zwar auch aus den Segmenten S_{2-4} stammen, aber mit dem N. pudendus verlaufen und als Nn. rectales inferiores von diesem abzweigen. Harnblase (*19*), Ureter (*20*), Vesicula seminalis (*21*) Ductus deferens (*22*), Excavatio rectovesicalis (*23*).

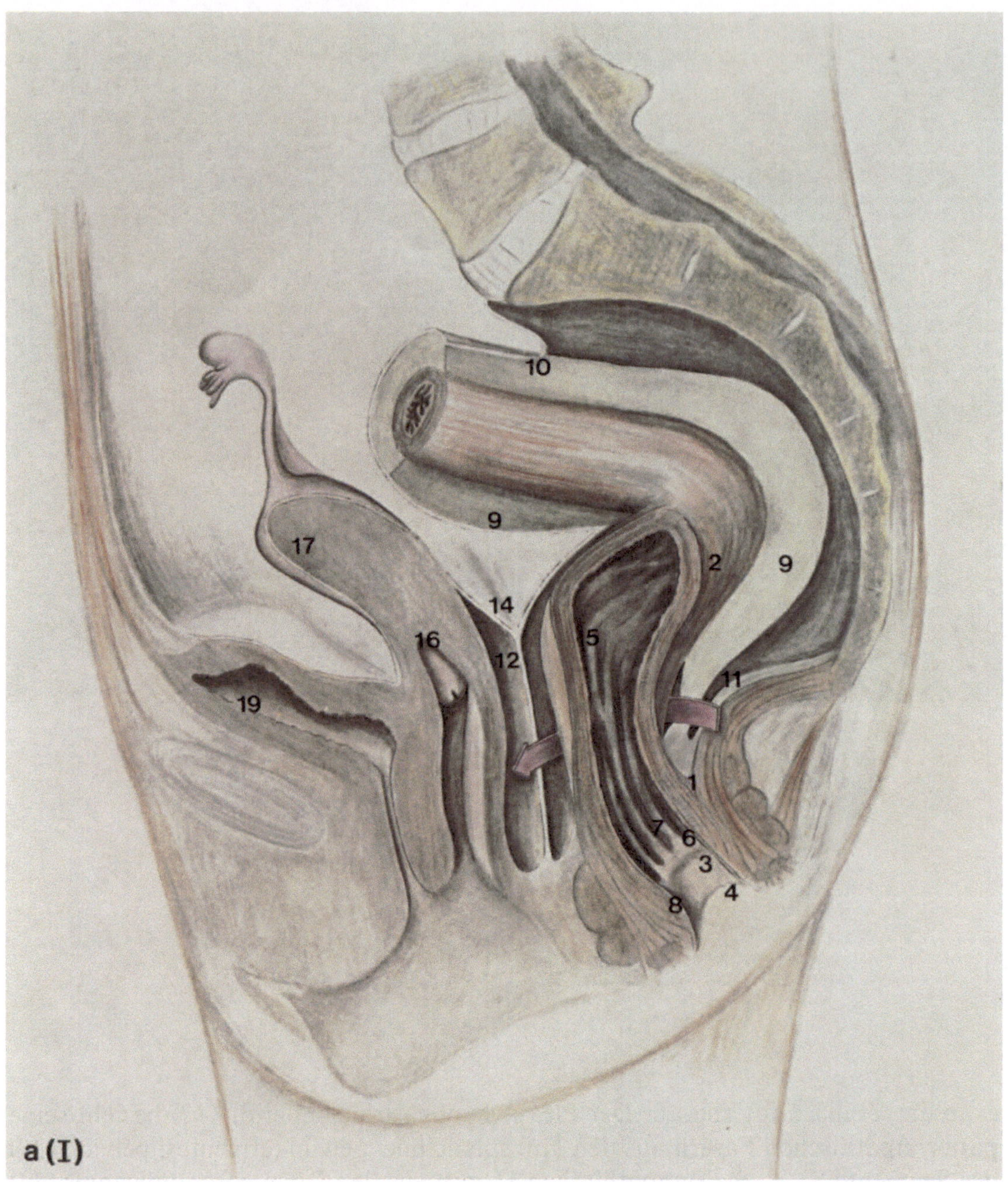

Abb. 7 a, b (I) wurde anhand eines sagittal geschnittenen weiblichen halben Beckens analog zu Abb. ***7a, b (II)*** angefertigt. Das Rektum geht dort aus dem Colon sigmoideum hervor, wo dessen freies Meso endet, also etwa auf Höhe des 3. Sakralwirbels. Der oberhalb des Diaphragma rectale (*1*) gelegene, ca. 15 cm lange Abschnitt wird Pars pelvina (*2*), wenn er erweitert ist, auch Ampulla recti genannt. Unterhalb des Diaphragma rectale beginnt die Pars perinealis recti (*3*), die am Anus (*4*) endet. Diese Unterteilung ist auch entwicklungsgeschichtlich gerechtfertigt: Die Pars pelvina geht aus embryonalem Darm hervor, die Pars perinealis aus der Kloake.

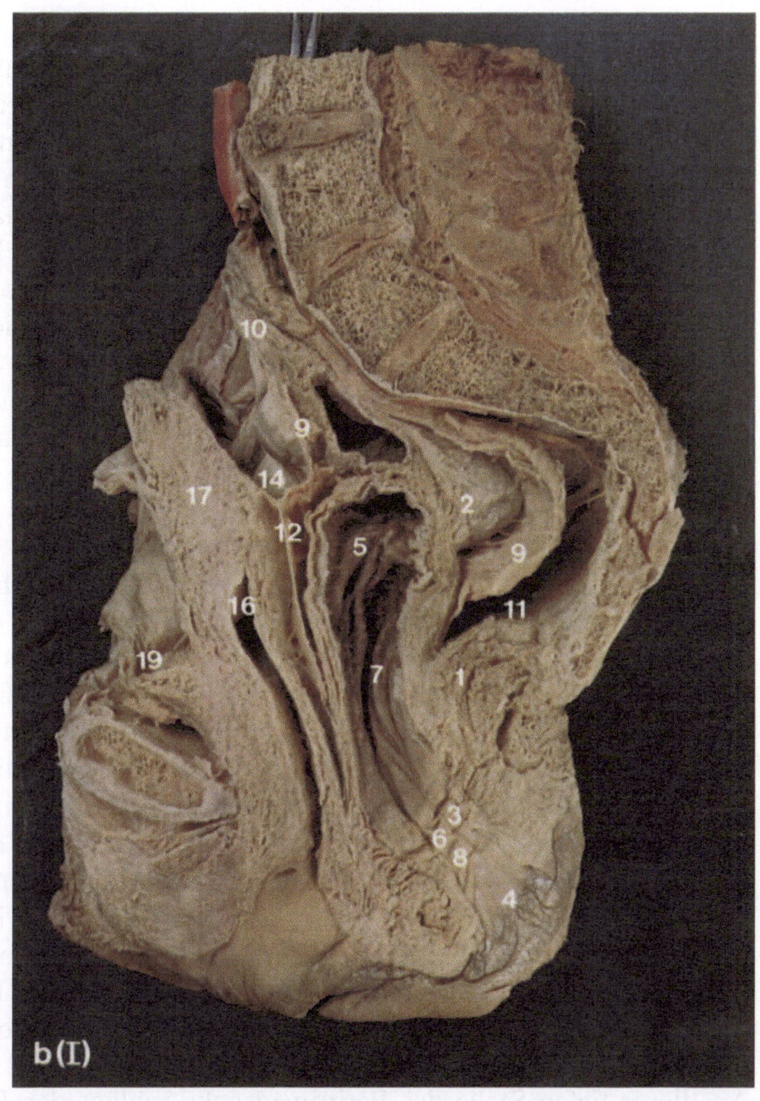

Die kraniale Hälfte der Pars pelvina liegt retroperineal in der Bauchhöhle, die kaudale vollständig außerhalb dieser. Die Pars pelvina recti beschreibt Krümmungen: In der sagittalen Ebene entsteht durch die Anlehnung an das Sakrum die Flexura sacralis, durch den Zug der Puborectalisschlinge die Flexura perinealis. Der sog. Anorektalwinkel der Flexura perinealis mißt ca. 90°. In der Frontalebene bildet das Rektum meist einen zuerst nach rechts gekrümmten Siphon, wodurch quere Schleimhautfalten, die Plicae transversales (Houston) (*5*) entstehen. Man unterscheidet 3 Plicae transversales (Houston): Eine obere und eine untere, die sich von links ins Darmlumen einbuchten, und eine mittlere, die sich von rechts im Rektum vorwölbt.

Abb. 7a, b (1). *(Fortsetzung)*
Diese wird auch Kohlrausch-Falte genannt und liegt auf Höhe des peritonealen Umschlags (*5*). Die oberste ist im geschlossenen Rektum der Abbildung nicht sichtbar, die unterste ist mit der linken Hälfte weggeschnitten. Die Pars perinealis recti (*3*) wird auch Analkanal genannt und beginnt unterhalb des Diaphragma pelvis. Am oberen Rand des ungefähr 4 cm langen Canalis analis liegt die Linea dentata (*6*). Muskelstränge, Gefäße und Lymphbahnen bilden am Ende der Pars pelvina recti unverstreichbare Längsfalten in der Mukosa, die Columnae anales (Morgagni) (*7*). Dazwischen liegen die Sinus anales, die auch Krypten genannt werden, und in welche die Proktodealdrüsen münden. Die distalen Ränder der Columnae und Sinus anales bilden einen gelappten zirkulären Rand, die Valvula analis oder Linea dentata. Den unteren Rand des Analkanals bildet die Linea anocutanea (*8*) (Hilton).

Die Pars pelvina recti wird von einem Faszienmantel umhüllt (*9*). Die dorsale Fläche dieses Mantels wird Waldeyer-Faszie genannt. Seitlich steht der Mantel mit der Beckenwand durch 2 flügelartige Faszienausziehungen, die in die Faszia pelvis parietalis interna übergehen, in Verbindung. In diesen Flügeln verlaufen die Blutgefäße und Nervengeflechte der Organe des kleinen Beckens. Kranial verliert sich die Waldeyer-Faszie im retroperitonealen Bindegewebe des Mesosigmoides (*10*), kaudal schlägt sie auf die Fascia pelvis parietalis (*11*) um. Die ventrale Fläche des Faszienmantels bildet die Fascia rectovaginalis (*12*) bei der Frau, bzw. die Fascia prostatoperinealis Denonvilliers (*13*) beim Mann. Im embryonalen Stadium reicht die Peritonealtasche vor dem Rektum bis auf den Beckenboden. Indem die tiefen Anteile dieser Serosatasche durch Verklebung veröden, entsteht die frontale Faszienplatte Denonvilliers. In der Literatur wird gelegentlich beschrieben, daß sich bei der Frau keine solche Faszie, sondern nur lockeres Bindegewebe bilde. Wir fanden allerdings bei mehreren weiblichen Präparaten eine kräftige Faszienplatte. Von der ursprünglich bis auf den Beckenboden reichenden Serosatasche bleibt die Excavatio rectouterina (Douglas) (*14*) bzw. rectovesicalis (*15*). An dieser tiefen Stelle des Peritonealsacks schlägt das Peritoneum bei der Frau hinter der dorsalen Kuppe des Scheidengewölbes (*16*) auf den Uterus (*17*), beim Mann auf Höhe der Samenblasenkuppen (*18*) auf die Harnblase (*19*) um.

Der anorektale Winkel ist in der vorliegenden Abbildung verstrichen, da das Rektum aus der sakralen Höhle heraus nach ventral mobilisiert wurde. Die *Pfeile* markieren den einfachsten Weg für die Umfahrung bzw. Skelettierung des Rektums (s. auch Teil III).

Abb.** 7 **a, b (II) (s.S. 28/29). Sie wurde analog zu Abb. *7**a, b (I)*** anhand eines leicht parasagittal geschnittenen männlichen halben Beckens angefertigt.

Das Rektum geht dort aus dem Colon sigmoideum hervor, wo dessen freies Meso endet, also etwa auf Höhe des 3. Sakralwirbels. Der oberhalb des Diaphragma rectale (*1*) gelegene, ca. 15 cm lange Abschnitt wird Pars pelvina (*2*), wenn er erweitert ist, auch Ampulla recti genannt. Unterhalb des Diaphragma rectale beginnt die Pars perinealis recti (*3*), die am Anus (*4*) endet. Diese Unterteilung ist auch entwicklungsgeschichtlich gerechtfertigt: Die Pars pelvina geht aus embryonalem Darm hervor, die Pars perinealis aus der Kloake.

Die proximale Hälfte der Pars pelvina liegt retroperineal in der Bauchhöhle, die distale vollständig außerhalb dieser. Die Pars pelvina recti beschreibt Krümmungen: In der sagittalen Ebene entsteht durch die Anlehnung an das Sakrum die Flexura sacralis, durch den Zug der Puborectalisschlinge die Flexura perinealis. Der sog. Anorektalwinkel der Flexura perinealis mißt ca. 90°. In der Frontalebene bildet das Rektum meist einen zuerst nach rechts gekrümmten Siphon, wodurch quere Schleimhautfalten, die Plicae transversales (Houston) (*5*) entstehen. Man unterscheidet 3 Plicae transversales (Houston): Eine obere und eine untere, die sich von links ins Darmlumen einbuchten, und eine mittlere, die sich von rechts im Rektum vorwölbt. Diese wird auch Kohlrausch-Falte genannt und liegt auf Höhe des peritonealen Umschlags (*5*). Die oberste ist im geschlossenen Rektum der Abbildung nicht sichtbar, die unterste ist mit der linken Hälfte weggeschnitten. Die Pars perinealis recti (*3*) wird auch Analkanal genannt und beginnt unterhalb des Diaphragma pelvis. Am oberen Rand des ungefähr 4 cm langen Canalis analis liegt die Linea dentata (*6*). Muskelstränge, Gefäße und Lymphbahnen bilden am Ende der Pars pelvina recti unverstreichbare Längsfalten in der Mukosa, die Columnae anales (Morgagni) (*7*). Dazwischen liegen die Sinus anales, die auch Krypten genannt werden, und in welche die Proktodealdrüsen münden. Die distalen Ränder der Columnae und Sinus anales bilden einen gelappten zirkulären Rand, die Valvula analis oder Linea dentata. Den unteren Rand des Analkanals bildet die Linea anocutanea (*8*) (Hilton).

Die Pars pelvina recti wird von einem Faszienmantel umhüllt (*9*). Die dorsale Fläche dieses Mangels wird Waldeyer-Faszie genannt. Seitlich steht der Mantel mit der Beckenwand durch 2 flügelartige Faszienausziehungen, die in die Faszia pelvis parietalis interna übergehen, in Verbindung. In diesen Flügeln verlaufen die Blutgefäße und Nervengeflechte der Organe des kleinen Beckens. Kranial verliert sich die Waldeyer-Faszie im retroperitonealen Bindegewebe des Mesosigmoids (*10*), kaudal schlägt sie auf die Fascia pelvis parietalis (*11*) um. Die ventrale Fläche des Faszienmantels bildet die Fascia rectovaginalis (*12*) bei der Frau, bzw. die Fascia prostatoperinealis Denonvilliers (*13*) beim Mann.

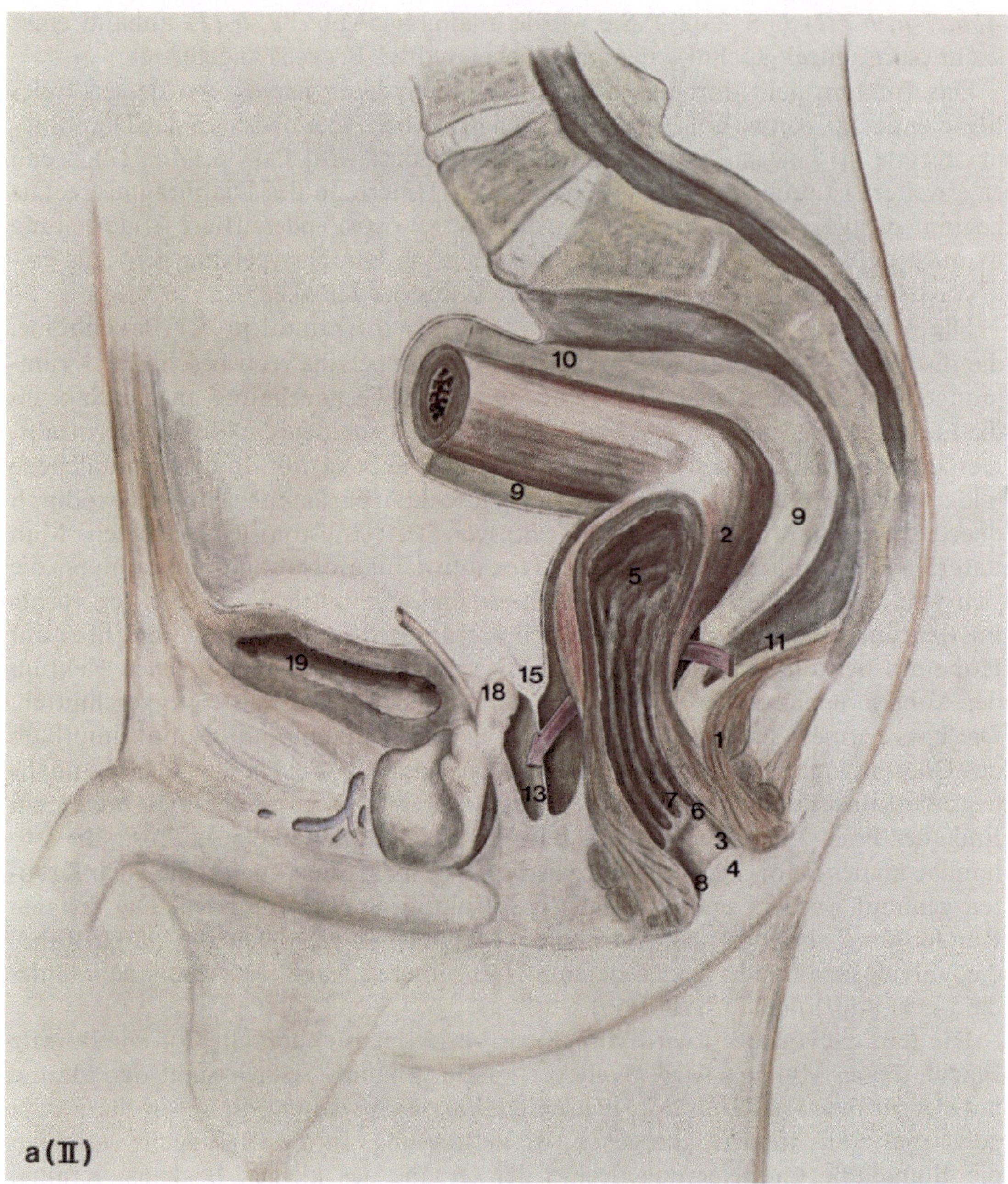

Abb. 7a, b (II). *(Fortsetzung)*
Im embryonalen Stadium reicht die Peritonealtasche vor dem Rektum bis auf den Beckenboden. Indem die tiefen Anteile dieser Serosatasche durch Verklebung veröden, entsteht die frontale Faszienplatte Denonvilliers. In der Literatur wird gelegentlich beschrieben, daß sich bei der Frau keine solche Faszie, sondern nur lockeres Bindegewebe bilde. Wir fanden allerdings bei mehreren weiblichen Präparaten eine kräftige Faszienplatte. Von der ursprünglich bis auf den Beckenboden reichenden Serosatasche bleibt die Excavatio rectouterina Douglas (*14*) bzw. recto-

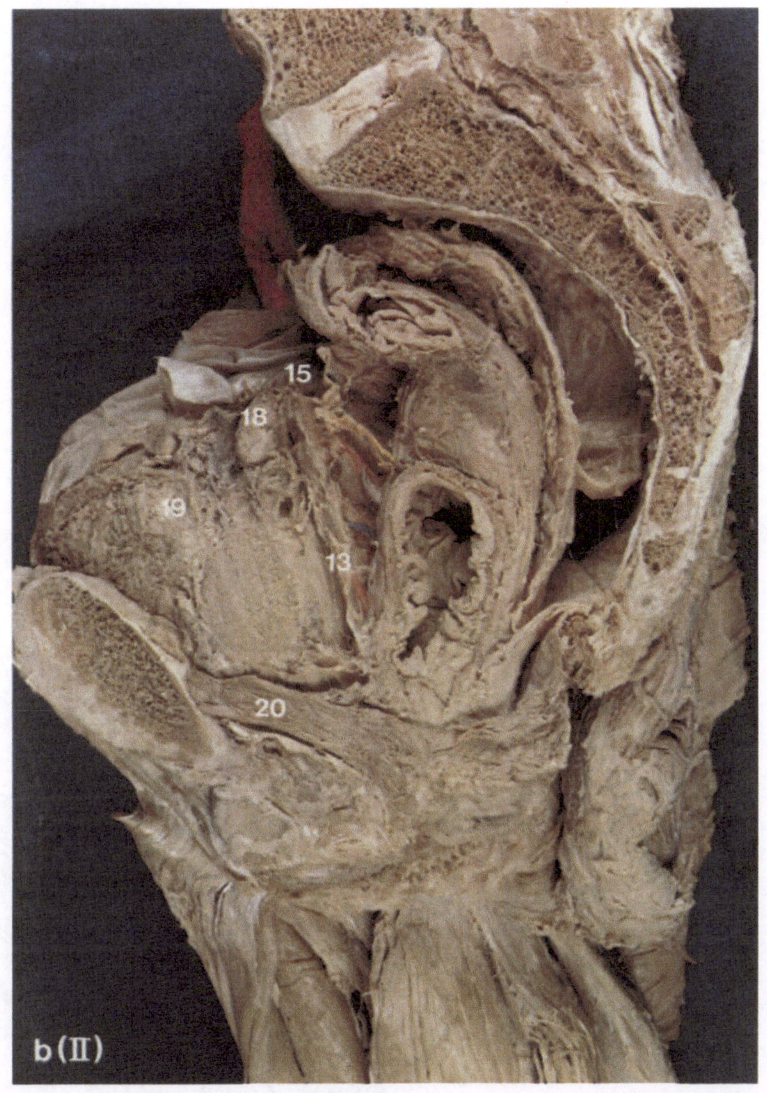

vesicalis (*15*). An dieser tiefen Stelle des Peritonealsacks schlägt das Peritoneum bei der Frau hinter der dorsalen Kuppe des Scheidengewölbes (*16*) auf den Uterus (*17*), beim Mann auf Höhe der Samenblasenkuppen (*18*) auf die Harnblase (*19*) um.

Der anorektale Winkel ist in der vorliegenden Abbildung verstrichen, da das Rektum aus der sakralen Höhle heraus nach ventral mobilisiert wurde. Die *Pfeile* markieren den einfachsten Weg für die Umfahrung bzw. Skelettierung des Rektums (s. auch Teil III). Beachte die Puborectalisschlinge (*20*).

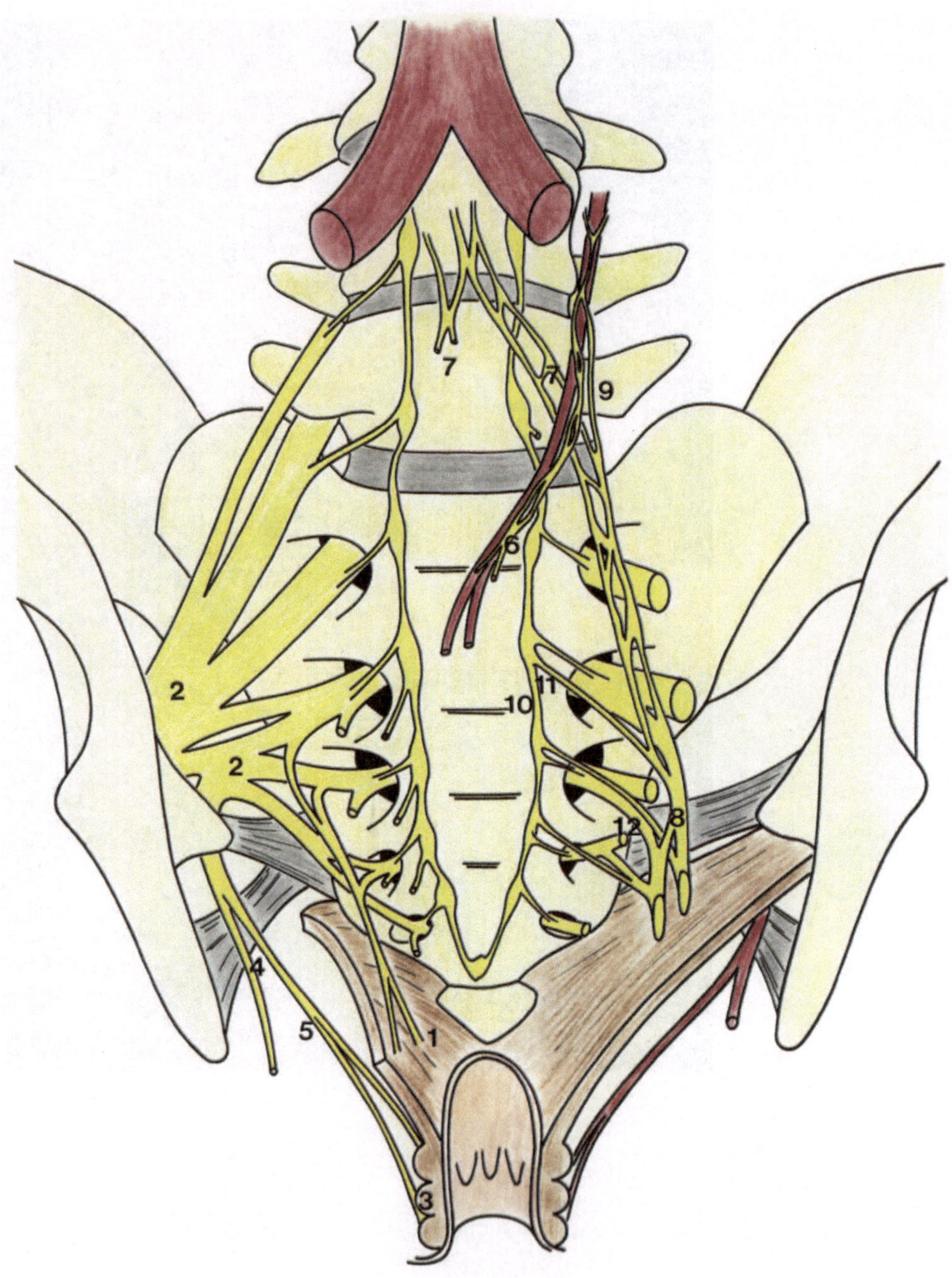

Abb. 8. *Innervation*

M. levator ani und M. coccygeus. Die Mm. levator ani (*1*) und coccygeus werden aus dem Plexus sacralis (*2*) innerviert. Ihre Nervenäste stammen aus S_3 und S_4, gelegentlich aus S_{2-4}, und ziehen in der Nähe des Muskelursprungs, also kranial und lateral, von dorsal nach ventral. Die Nerven verlaufen gewöhnlich auf der inneren, kranialen Seite des Muskels, gelegentlich durchbohren einzelne Fasern die Muskelplatte. Nach kurzem Verlauf auf deren Unterseite durchqueren sie den M. levator ani erneut, um wieder auf dessen Innenseite zu gelangen.

Der M. levator ani kann gelegentlich durch einen akzessorischen Nerven, der aus den gleichen sakralen Segmenten stammt, aber auf der Außenseite der Muskelplatte verläuft, versorgt werden.

M. puborectalis. Er erhält seine Innervation aus den Segmenten S_{2-4}. Darüber, ob die Nervenäste des M. puborectalis aus dem N. pudendus oder direkt aus den sakralen Nervenwurzeln abzweigen, d.h. ob sie auf der Außenseite des M. levator ani oder auf dessen inneren, pelvinen Seite verlaufen, gibt es unterschiedliche Befunde und Literaturangaben. Von Shepherd (1980) z.B. wird die Innervation aus dem N. pudendus beschrieben, Percy et al. (1981) z.B. hingegen fanden in ihren Studien, daß die Puborektalisschlinge von pelvinen Ästen aus S_{3+4} versorgt werde. Entwicklungsgeschichtlich geht der M. puborectalis wie die äußeren Sphinkteren aus dem M. sphincter cloacae hervor, der aus dem N. pudendus innerviert wird. Lawson (1981) unterscheidet, indem er sich auf Uhlenhuth (1953), Holl (1897) und Gorsch (1941) beruft, einen kranialen und einen kaudalen Anteil; der kraniale Anteil wird von pelvinen Nerven, der kaudale von Ästen des N. pudendus innerviert. Aufgrund unserer Präparate können wir diese Frage auch nicht eindeutig beantworten; am Übergang des M. puborectalis in den äußeren Sphinkter haben wir variable auf- und absteigende Nervenäste gefunden.

M. sphinter ani externus. Der M. sphincter ani externus (*3*) wird von Nervenästen aus dem N. pudendus (*4*) versorgt. Die entsprechenden Fasern stammen aus S_2–S_4, bzw. dem Plexus sacralis. Die dem M. sphincter externus zugehörigen Äste verlassen den Alcock-Kanal und erreichen als Nn. rectales inferiores (*5*) ihre Muskeln.

M. sphincter ani internus. Der M. sphincter ani internus erhält als glatter, viszeraler Muskel seine Innervation aus dem Plexus hypogastricus inferior. Hervorzuheben ist, daß es keine intramuralen Ganglien des Auerbach-Plexus im M. sphincter ani internus gibt, und daß die Frage, ob cholinerge Nerven erregend und adrenerge hemmend wirken oder vice versa, noch nicht gelöst ist.

Rektum. An der Innervation des Rektums sind beide autonomen Nervensysteme und afferente Bahnen beteiligt. Die Nervenfasern erreichen das Rektum über den Plexus rectalis superior und den Plexus hypogastricus inferior.

Sympathische Innervation. Die dem Rektum zugehörigen Fasern des Sympathikus stammen aus den ersten beiden lumbalen Segmenten des Rückenmarks. Aus den oberen lumbalen Ganglien des Grenzstrangs gelangen die Fasern in den Plexus aorticus abdominalis. Aus diesem nehmen sie einerseits den Weg über den Plexus mesentericus inferior (*6*), von wo sie mit der gleichnamigen Arterie das Rektum erreichen. Andererseits folgen sie den Bahnen des Plexus hypogastricus superior (Nn. hypogastrici) (*7*) in den Plexus hypogastricus inferior (pelvicus) (*8*) und erreichen von hier aus das Rektum. Die Nn. hypogastrici erhalten auch Fasern (*9*) aus dem Plexus mesentericus inferior.

Abb. 8. *(Fortsetzung)*

Aus den sakralen Ganglien des Grenzstrangs (*10*) strahlen Fasern (*11*) in den Plexus hypogastricus inferior ein und versorgen das Rektum. Der wichtigste Weg der sympathischen Versorgung des Beckens und Rektums führt nach heutigen Kenntnissen über den Plexus hypogastricus inferior. Nach der derzeitigen Auffassung enthalten die sympathischen Nerven des Rektums keine afferente Fasern. Auf jeden Fall läßt die Sympathektomie des Rektums keine physiologischen Auswirkungen erkennen.

Parasympathische Innervation. Das 2., 3. und 4. Segment des sakralen parasympathischen Zentrums versorgen das Rektum. Die parasympathischen Fasern zweigen als Nn. splanchnici pelvini (*12*) (erigentes, pelvici) aus den entsprechenden Sakralnerven ab und treten in den Plexus hypogastricus inferior ein, um aus diesem das Rektum zu erreichen. Ein Teil der Fasern steigt aus dem Plexus hypogastricus inferior via Nn. hypogastrici in den Plexus mesentericus inferior auf, um von hier aus das Colon sigmoideum und descendens zu versorgen. Entlang der sakralen parasympathischen Fasern verlaufen auch die viszeralen Afferenzen.

Viszerale Afferenzen. Das Rektum und der Analkanal werden beide mit Afferenzen des 2., 3. und 4. Segments des sakralen Rückenmarks versorgt.

Die viszeroafferenten Fasern des Rektums und des kranialen Anteils des Analkanals zweigen unmittelbar außerhalb der Foramina sacralia von den Sakralnerven ab und ziehen mit den parasympathischen Fasern in den Nn. splanchnici pelvini (pelvici, erigentes) zum Plexus hypogastricus inferior (pelvicus). Von hier versorgen sie das Rektum bis hinauf zum rektosigmoidalen Übergang und den Analkanal nach distal bis zur Linea dentata.

Die viszeroafferenten Fasern des Analkanals und der Perinealhaut verlaufen im N. pudendus, den sie zusammen mit den willkürlichen motorischen Fasern des externen Sphinkters als Nn. rectales inferiores verlassen. Diese erreichen an der Unterseite des M. levator ani verlaufend den unteren Analkanal und die perineale Haut.

Die Haut des Analkanals ist wie die Körperhaut empfindlich auf Berührung, Wärme, Kälte und Schmerz. Die Rektumschleimhaut dagegen ist asensibel. Die Grenze der Sensibilität, d.h. somatischer und viszeraler afferenter Innervation liegt an der Linea dentata bis ca. 1 cm höher. Wie im übrigen Darm kann Wandspannung und Ischämie im Rektum Schmerz auslösen. Im Gegensatz zu den Schmerzfasern des übrigen Darms verlaufen diejenigen des Rektums nicht mit dem Sympathikus, sondern mit den parasympathischen Fasern. Offensichtlich verlaufen nämlich alle Afferenzen des Rektums mit den parasympathischen und nicht mit den sympathischen Nerven.

Muskuläre Afferenzen. Spannungsrezeptoren in den Mm. sphincter externus und M. levator ani wurden von verschiedenen Autoren (Winckler 1958; Walls 1959) gefunden. Das Zusammenwirken dieser Rezeptoren mit den viszeralen Afferenzen,

Reflexbogen und die motorische Innervation des äußeren Sphinkters und Levators sind für die neuromuskuläre Kontinenz verantwortlich. Es sei hier noch einmal darauf hingewiesen, daß die Pars pelvina recti mit ihren viszeralen Afferenzen jedoch vollständig reseziert werden kann, ohne daß wesentliche Störungen des Stuhlgangs und Inkontinenz einträten. Die Pars pelvina und speziell ihre viszeralen Afferenzen sind folglich für den Stuhlgang und die Kontinenz nicht unbedingt erforderlich. Wie eingangs erwähnt, kommt offenbar dem M. puborectalis entscheidende Bedeutung in der Erhaltung der Kontinenz zu. Die sensorischen und motorischen Leistungen einer intakten Puborektalisschlinge vermögen selbst beim Fehlen eines normalen Analkanals, des Rektums und seines inneren und äußeren Sphinkters eine akzeptable Kontinenz mit erlernbarer Reservoirfunktion des „Neorektums“ zu gewährleisten.

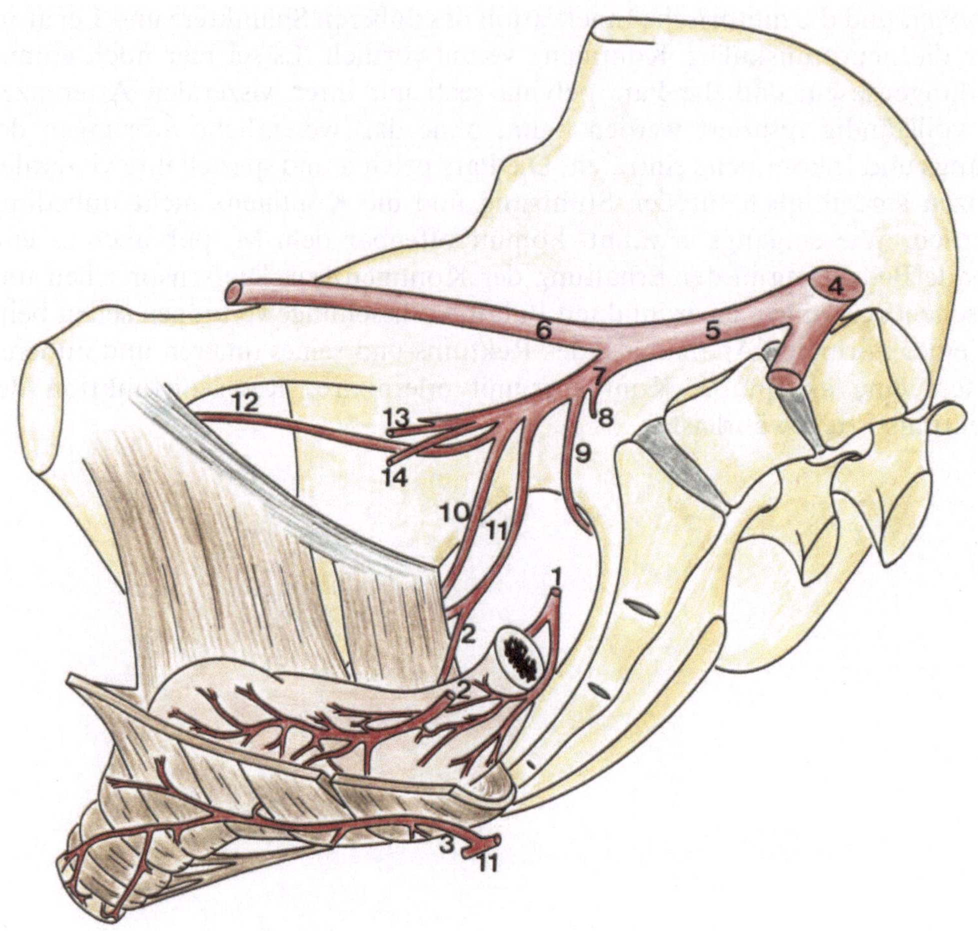

Abb. 9. Blutversorgung. Das Rektum wird auf 3 Etagen mit Blut versorgt. Alle Etagen stehen mit funktionellen Anastomosen untereinander in Verbindung. Die kranialste Versorgungsetage bildet die unpaarige A. rectalis superior; sie ist ein kräftiger Endast der A. mesenterica inferior. Auf der mittleren Etage versorgen die linke und rechte A. rectalis media das Rektum und auf der untersten die A. rectalis inferior das Rektum, die Analgegend, die äußeren Sphinkteren sowie den M. levator ani.

1 A. rectalis superior
2 A. rectalis media
3 A. rectalis inferior
4 Aorta
5 A. iliaca communis
6 A. iliaca externa
7 A. iliaca interna
8 A. sacralis lateralis
9 A. glutea superior
10 A. glutea inferior
11 A. pudenda interna
12 A. obturatoria
13 A. vesicalis superior mit Lig. umbilicale laterale
14 A. vesicalis inferior

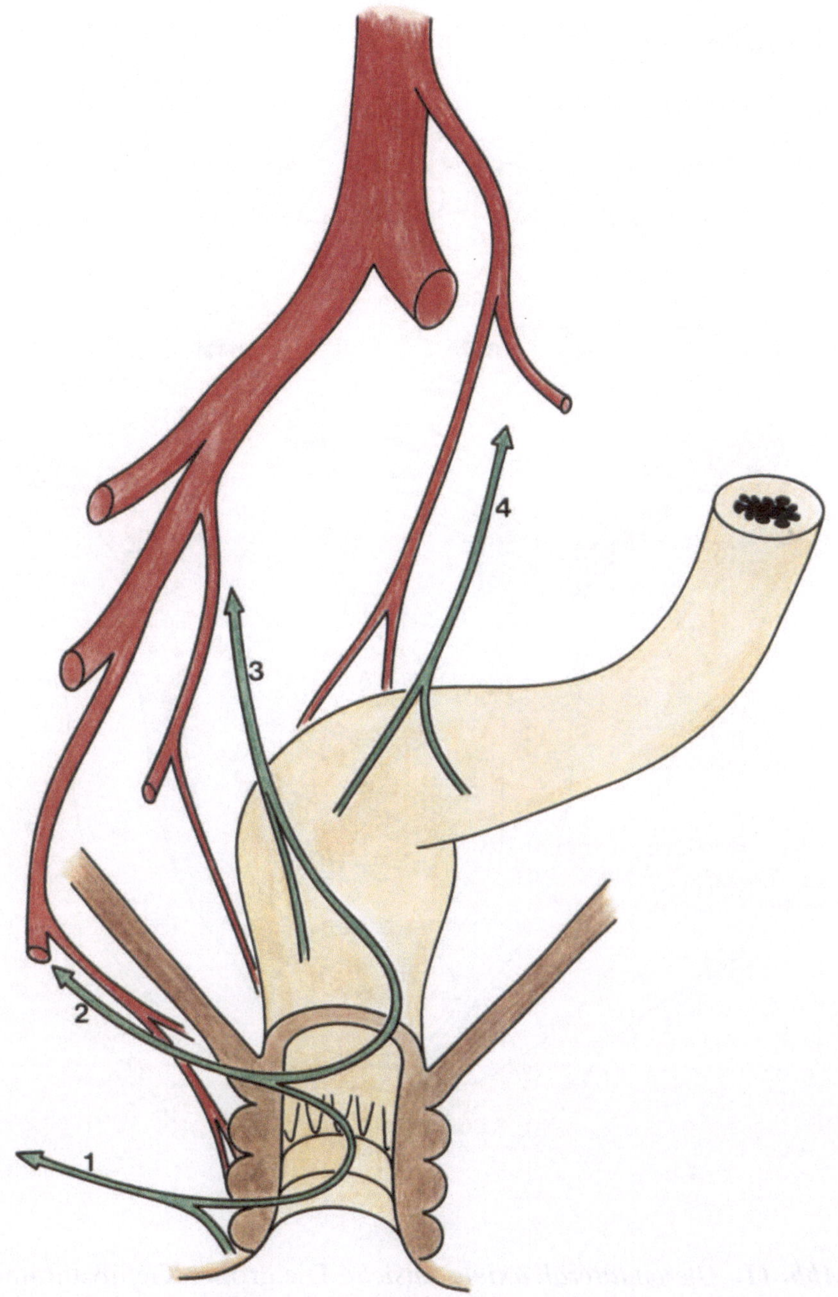

Abb. 10. *Lymphabfluß.* Die Lymphgefäße des Rektums bilden ein großes, zusammenhängendes Netz. Aus dem Bereich des Anus fließt die Lymphe in die Nodi lymphatici inguinales. Die Lymphdrainage erfolgt aus der Pars perinealis (Analkanal) vorwiegend entlang der A. und V. rectalis inferior und pudenda und aus dem unteren Teil der Pars pelvina hauptsächlich entlang der A. und V. rectalis media in die Ndd. iliaci interni. Die Lymphe der oberen Rektumabschnitte wird entlang der A. und V. rectalis superior in die paraaortalen Lymphknoten drainiert. Ndd inguinales (*1*), Ndd iliaci interni (*2*), Ndd iliaci interni (*3*), Ndd paraortales (*4*).

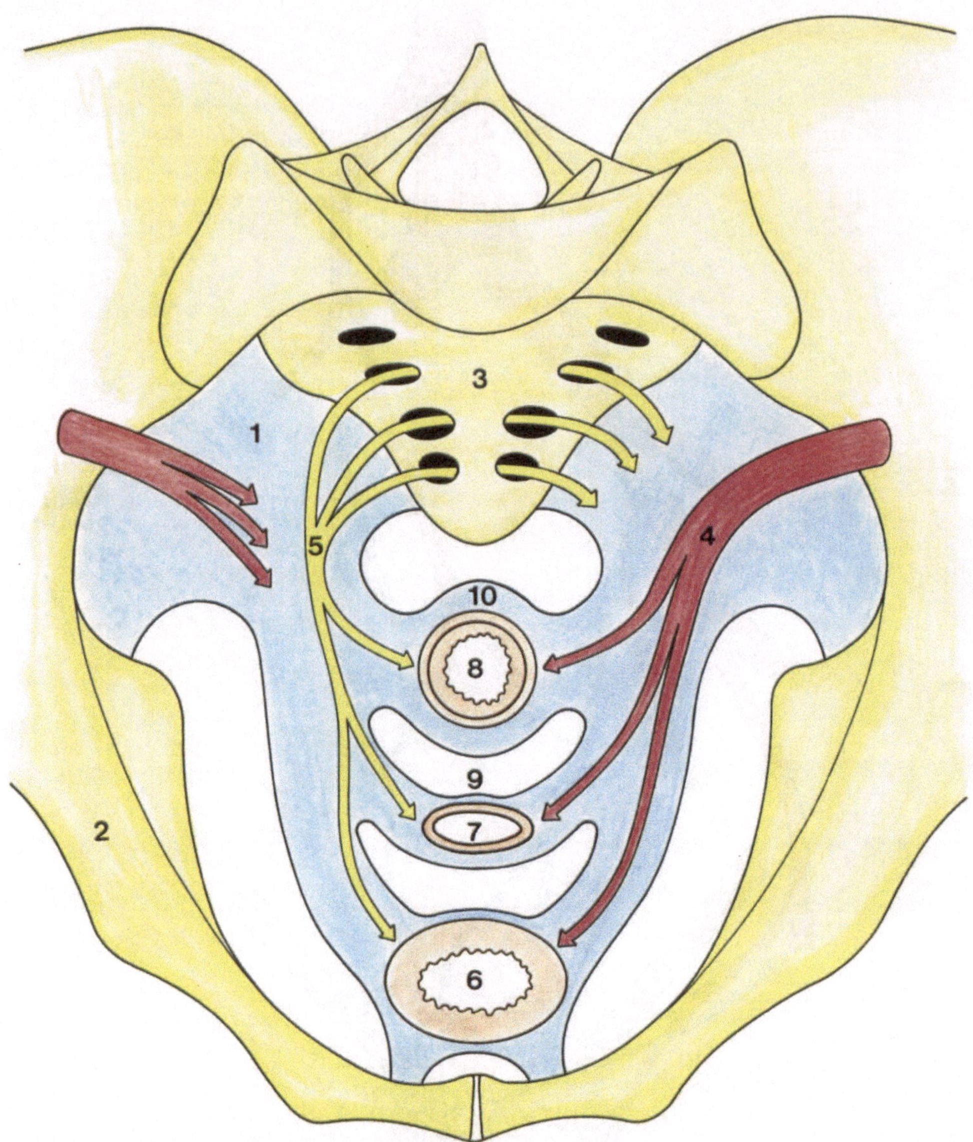

Abb. 11. *Aileron latéral, axiale Ansicht.* Die großen Gefäßstämme und Nervenbahnen der Beckenorgane verlaufen in den „ailerons latéraux". Durch die dorsal geschlitzte Waldeyer-Faszie wird das Rektum organnahe gefahrlos skelettiert und umfahren.

1 Aileron latéral
2 Beckenring
3 Sakrum
4 Blutgefäße der Beckenorgane
5 Parasympathikus der Beckenorgane
6 Blase
7 Uterus
8 Rektum
9 Douglas-Raum
10 Waldeyer-Faszie

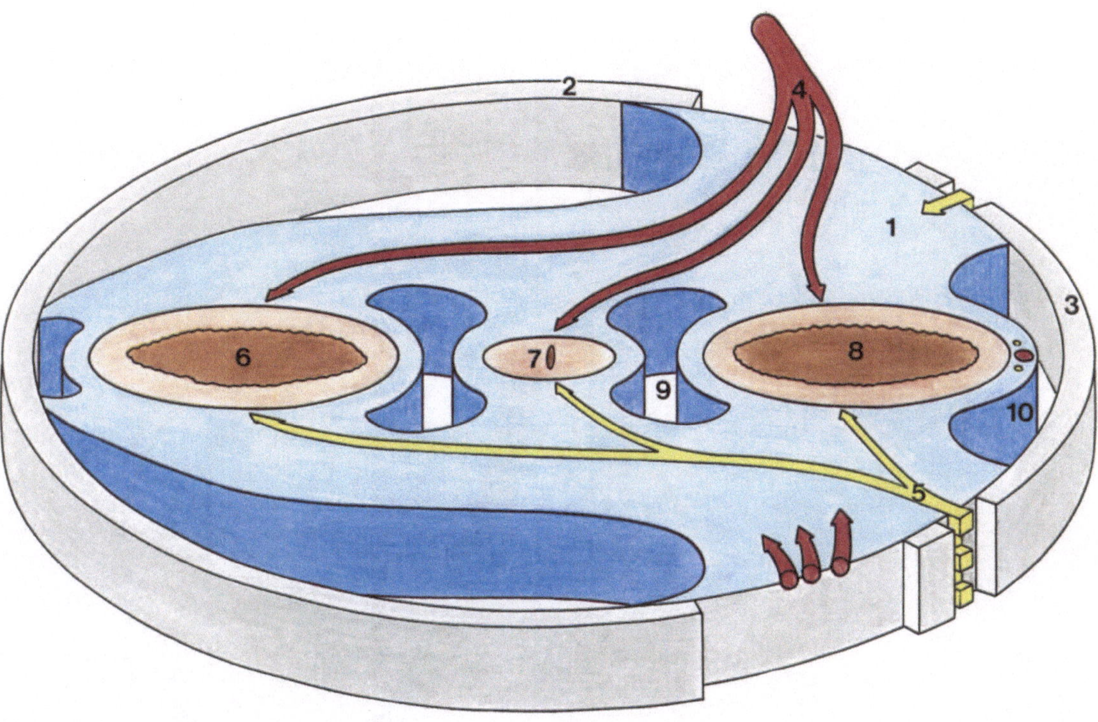

Abb. 12. *Aileron latéral, schräge Ansicht.* Die großen Gefäßstämme und Nervenbahnen der Beckenorgane verlaufen in den „ailerons latéraux“. Durch die dorsal geschlitzte Waldeyer-Faszie wird das Rektum organnahe gefahrlos skelettiert und umfahren.

1 Aileron latéral
2 Beckenring
3 Sakrum
4 Blutgefäße der Beckenorgane
5 Parasympathikus der Beckenorgane
6 Blase
7 Uterus
8 Rektum
9 Douglas-Raum
10 Waldeyer-Faszie

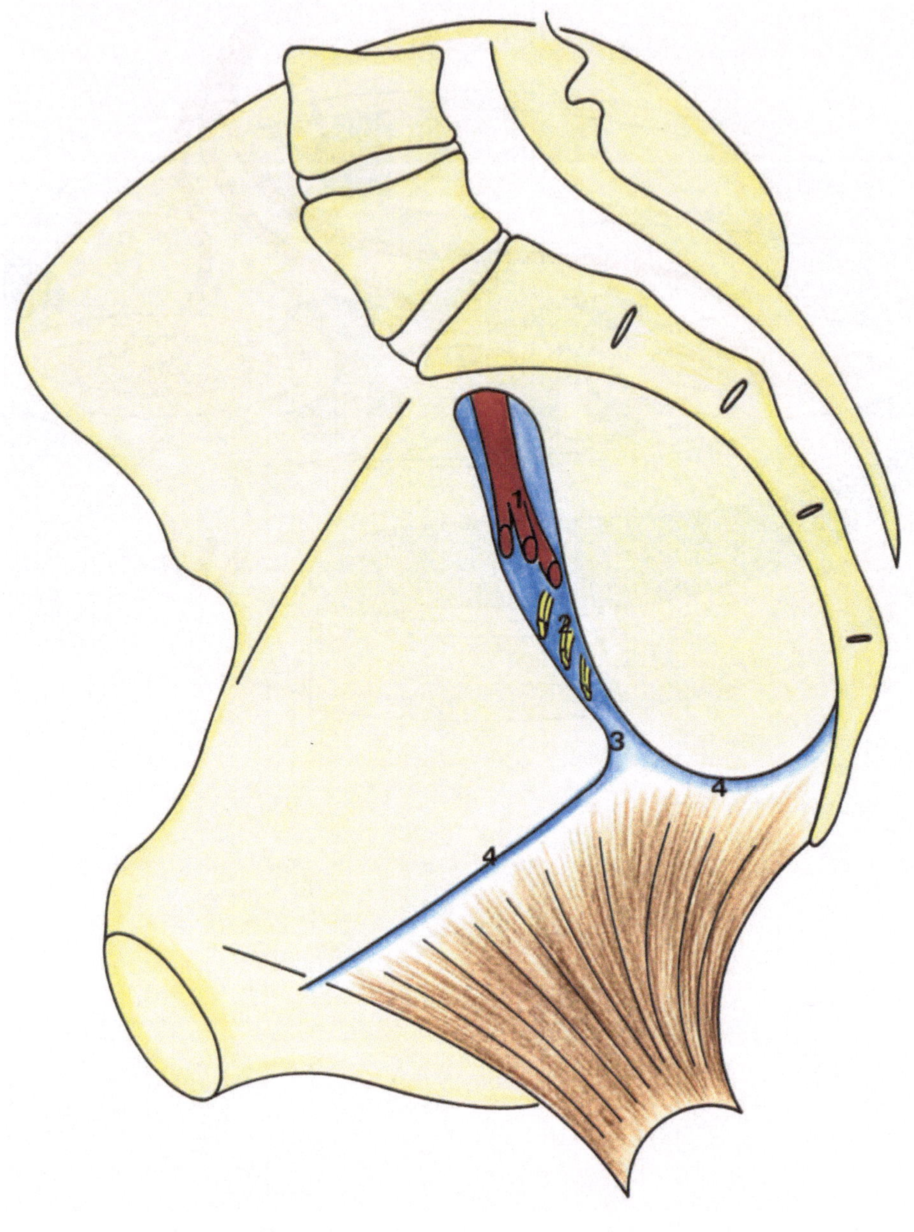

Abb. 13. *Aileron latéral, parietale Ansicht.*

1 Gefäßstämme der Beckenorgane
2 Parasympathische Nervenbahnen der Beckenorgane
3 Pars flaccida des aileron lateral
4 Parietale Umschlagfalte des „aileron latéral"

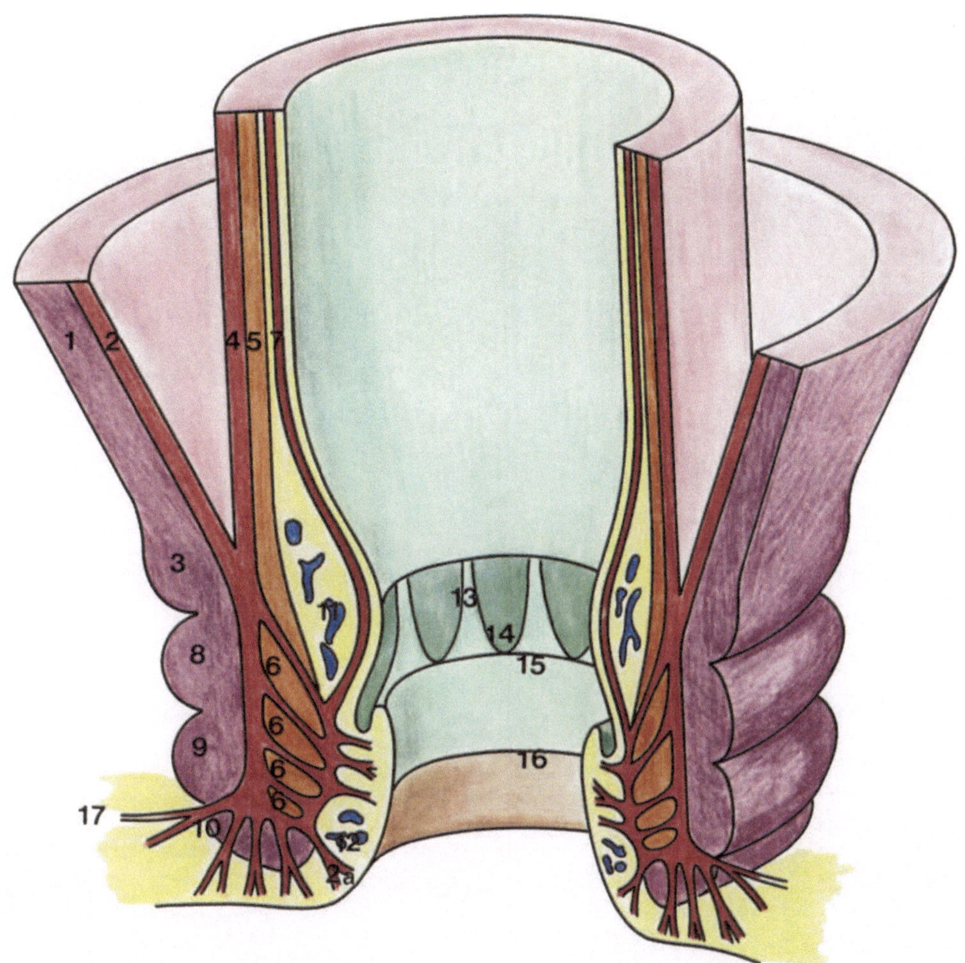

Abb. 14. *Rektum Anus und Beckenboden.* Im Bereich des Analkanals, also dort wo das Darmrohr die Körperhöhle verläßt, ist das Rektum mit der Körperwand innig verwachsen. Es ist deshalb schwierig, hier die Schichten auseinanderzuhalten. Aus dem gleichen Grund kann hier das Rektum nicht isoliert umfahren werden. Die Innenschicht längs verlaufender Fasern des M. levator ani strahlt in die Längsmuskulatur des Rektums ein. Es ist von Vorteil, oberhalb des „Sinus rectolevatoris" mit der Spaltung des Beckenbodens, d.h. des M. levator ani und der Umfahrung des Rektums zu beginnen.

1 M. levator ani: zirkuläre Schicht
2 M. levator ani: längsverlaufende Schicht
2a M. corrugator ani (Ausstrahlung) der Innenschicht des M. levator ani)
3 M. puborectalis
4 Längsmuskulatur des Rektums
5 Ringmuskulatur des Rektums
6 M. sphincter ani internus (unterer Rand: „pecten band")
7 Lamina muscularis mucosae
8 M. sphincter ani externus: Pars profunda
9 M. sphincter ani externus: Pars superficialis
10 M. sphincter ani externus: Pars subcutanea
11 Plexus haemorrhoidalis internus
12 Plexus haemorrhoidalis externus
13 Columnae anales
14 Krypten
15 Linea dentata
16 Ano-Kutanlinie (Hilton)
17 Septum transversum fossae ischiorectalis

Teil III
Operationstechnik

Einleitung

Im folgenden wird die Operationstechnik des transsphinkteren Zugangs zum Rektum geschildert, wie sie nach einer anfänglichen Phase des Lernens am Departement für Chirurgie des Kantonsspitals Basel in der Behandlung von über 80 Patienten gepflegt wurde.

An dieser Stelle sei noch einmal darauf hingewiesen, wie wichtig die Vorbereitungen der Operation sind. Die gründliche orthograde Darmlavage und die sorgfältige Heidelberger Lagerung unter vorsichtig geführter Anästhesie erleichtern den Eingriff entscheidend und sind wesentlich für einen günstigen postoperativen Verlauf.

Die genaue Kenntnis der topographischen Anatomie erwies sich als äußerst hilfreich und ermöglichte die Weiterentwicklung und Verfeinerung der Operationstechnik. Diese haben sich besonders in der schwierigen Phase der Skelettierung des Rektums und dessen Resektion mit „perirektalem Fett" bewährt.

Darüber ob ein primäres protektives Colostoma angelegt werden solle, kann man geteilter Meinung sein. Nach unserer Erfahrung erübrigt sich ein solches, wenn der Eingriff an einem leeren und sauber lavagierten Rektum durchgeführt und eine unproblematische und einwandfreie Anastomose bewerkstelligt werden konnte.

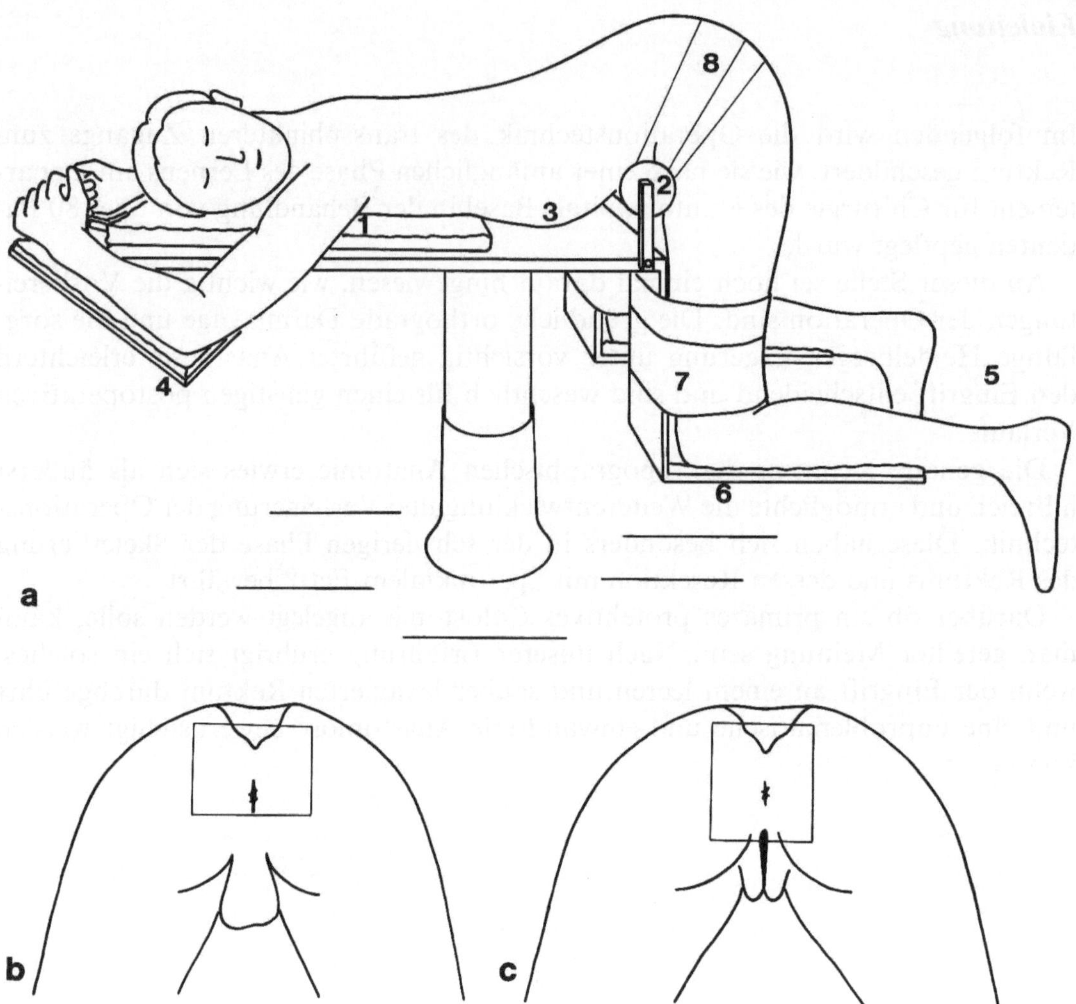

Abb. 15. a Heidelberger Lagerung eines Patienten. Der zur Seite gedrehte Kopf und der Thorax sind mit festen Schaumgummikissen unterlegt (*1*). Der Beckenring wird auf einer besonders gut gepolsterten Schaumgummirolle (*2*) abgestützt. Das Abdomen (*3*) liegt kaum auf und soll frei durchhängen können. Die Arme werden in gepolsterten Schalten (*4*) abgestützt. Diese müssen etwas unter dem Niveau des Operationstischs liegen, damit Abduktion und Elevation der Arme verringert und so Plexusparesen vermieden werden. Die Beine werden so weit gespreizt (*5*), daß der Operateur dazwischen unbehindert arbeiten kann. Die in Hüft- und Kniegelenken 90° flektierten Beine stützen mit den Knien und Unterschenkeln auf gepolsterten Schienen (*6*) ab, die sich entsprechend der Körperhaltung unterhalb des Operationstischblatts befinden. Die Oberschenkel werden über Polster an den Tisch bandagiert (*7*). Seitliche Heftpflasterzügel (*8*) ziehen die Gesäßbacken auseinander, was den Zugang zum Beckenboden wesentlich erleichtert. Das ca. 25 × 30 cm messende Operationsgebiet wird so abgedeckt, daß das Kreuzbein, der Anus und auch die Vagina freibleiben (***b*** und ***c***).

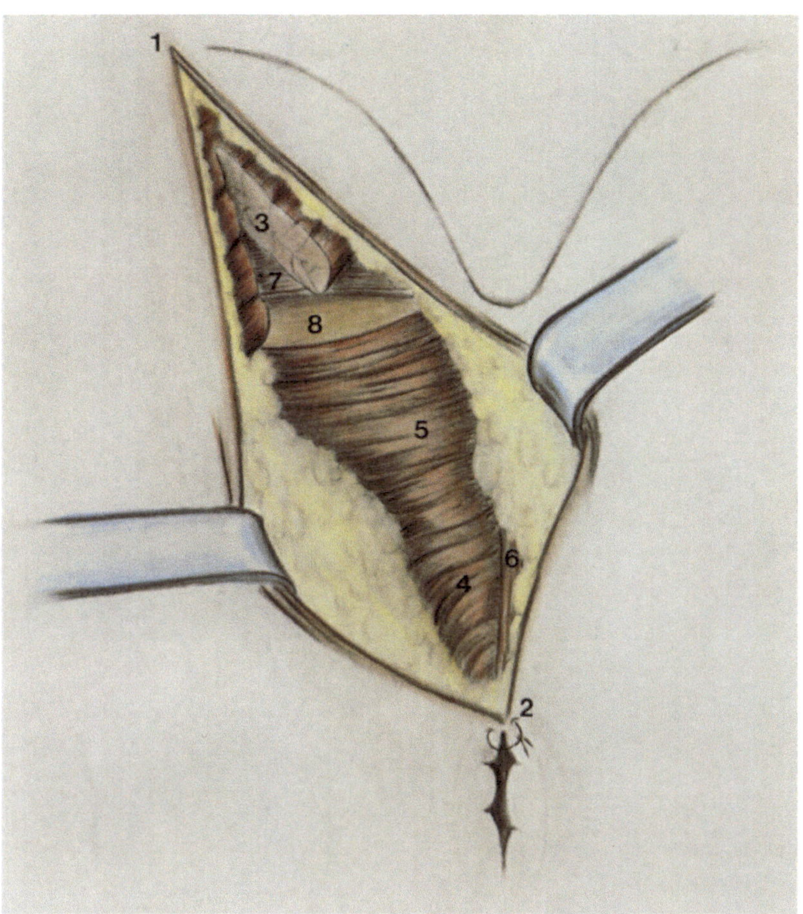

Abb. 16. Der linke parasakrale Hautschnitt beginnt (*1*) rund 3 Querfinger oberhalb der Spitze des Steißbeins, verläuft parallel zu diesem im Abstand von 1 Querfinger und erreicht in der Medianen die Anokutanlinie, wo das Schnittziel mit einem Knoten markiert wird. Rechnet man mit der vollständigen transssphinkteren Spaltung des Analkanals, werden an dieser Stelle 2 Knoten gelegt, nämlich einer links und einer rechts des Schnittes (s. Abb. 18). Die Wundränder werden mit Haken gespreizt und das subkutane Fettgewebe gespalten. Der nun erscheinende Rand des M. glutaeus maximus (*3*) wird eingekerbt. Dadurch werden die äußeren Sphinkteren (*4*), der M. levator ani (*5*), das Lig. anococcygeum (*6*) und das Lig. sacrospinale (*7*) sichtbar. Intraoperativ sind die Sphinkteren kaum einzeln identifizierbar, ebensowenig deren Übergang in den M. levator ani. Die Lücke (*8*) zwischen M. levator ani und Lig. sacrospinale kann sehr breit klaffen.

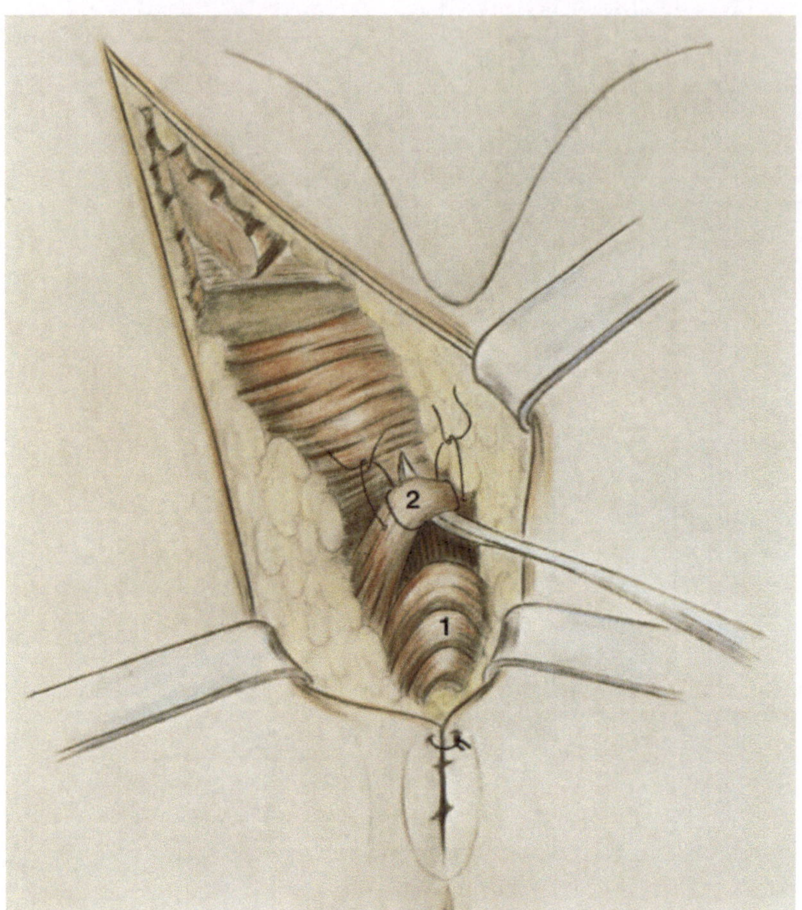

Abb. 17. Während die Sphinkteren für die Resektion des Rektumprolapses i. allg. nicht durchtrennt werden müssen, ist es in der Tumorchirurgie fast immer von Vorteil, den Analkanal transsphinkter vollständig zu spalten. Man gewinnt dadurch meistens eine wesentlich bessere Übersicht. Da die äußeren Sphinkteren mit der Pars perinealis recti (Analkanal) innig verwachsen sind, lassen sie sich nicht ohne weiteres von diesem separieren. Sie ohne Perforation des Darms zu durchtrennen, erfordert einwandfreie Identifizierung der Schichten und sorgfältige Arbeit. Man beginnt einfacher weiter kranial (*2*) mit der Spaltung des M. levator ani, wo er nicht mit dem Rektum verwachsen ist. Um die Innervation und Durchblutung des M. levator ani und der Sphinkteren zu schonen, muß man dabei möglichst medial bleiben. Ist die transsphinktere Spaltung des Analkanals notwendig, kann man nun von kranial nach kaudal – „du connu à l'inconnu" – vorgehen. Die Levatorinsertion und das Lig. anococcygeum werden von der Steißbeinspitze abgelöst („posterior release"). Die Muskelportionen werden zwischen Ligaturen durchtrennt, deren Enden lang belassen und mit Knoten markiert werden. Ohne Markierung der zusammengehörenden Muskelportionen kann ihre Identifikation bei der Rekonstruktion erhebliche Schwierigkeiten bereiten (vgl. Abb. 19).

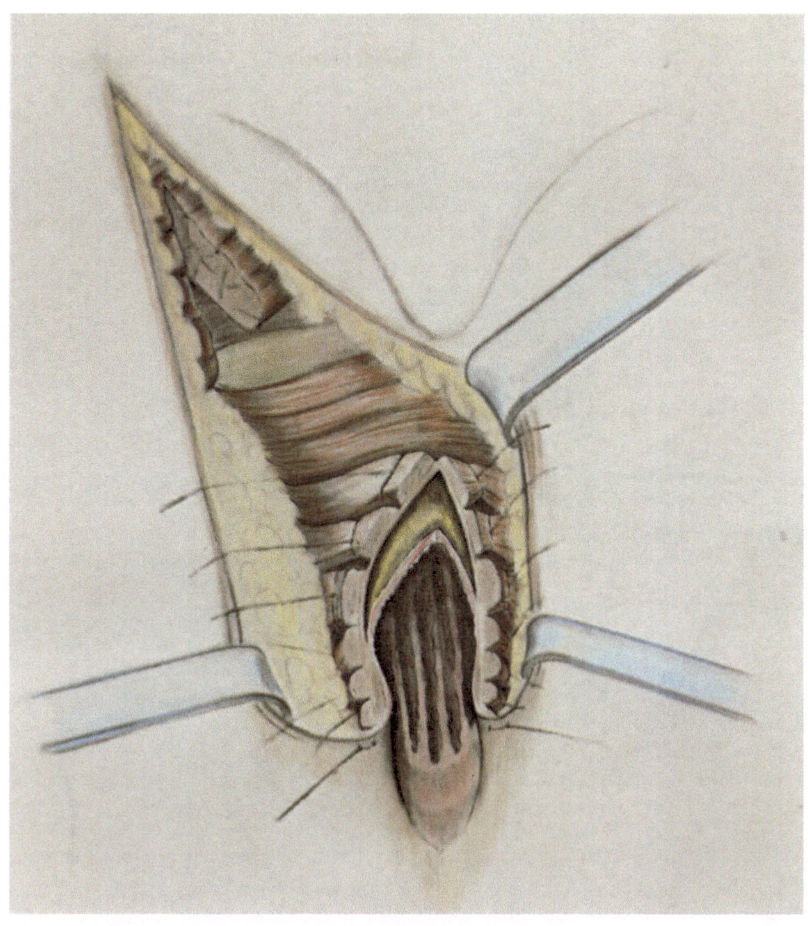

Abb. 18. Darstellung der vollständigen transsphinkteren Spaltung des Analkanals. Sie ergibt einen übersichtlichen Operationssitus bei tiefsitzenden Rektumgeschwülsten. Der zeichnerischen Vereinfachung halber wurde in den übrigen Abbildungen der Operationstechnik der Analkanal nicht aufgeschnitten dargestellt.

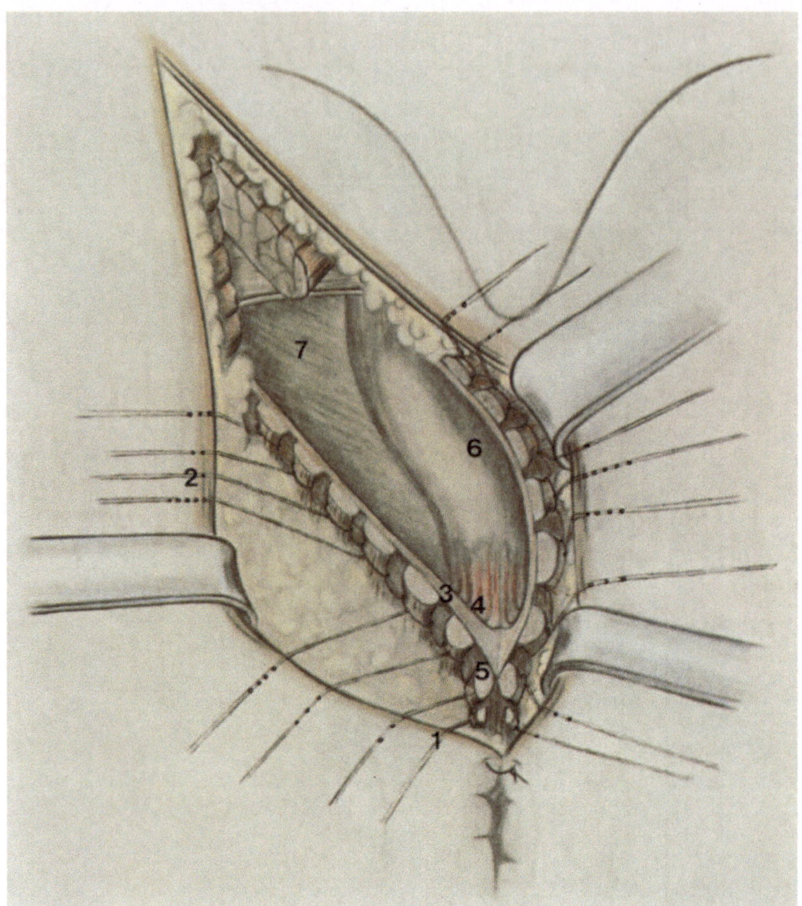

Abb. 19. M. levator ani und die äußeren Sphinkteren sind vollständig gespalten. Einzelne Muskelportionen wurden mit der Kocher-Sonde, wie in den vorangegangenen Abbildungen gezeigt, aufgeladen und zwischen Durchstechungsligaturen entzweigeschnitten. Als Nahtmaterial eignet sich – übrigens für alle Operationsschritte – ein resorbierbarer Polyglykolfaden (Dexon) der Stärke 3-0 oder 2-0. Die Enden der Durchstechungsligaturen werden lang gelassen, damit diejenigen der zusammengehörenden Muskelstümpfe mit der gleichen Anzahl Knoten (*1*) markiert werden können. Übersteigt die Anzahl der markierenden Knoten 5, empfiehlt es sich, die Fadenstärke oder -farbe zu wechseln und wieder mit einem neuen Knoten zu beginnen (*2*). Beachte, daß die inneren Muskelfasern des M. levator ani längs verlaufen und zusammen mit der Fascia diaphragmatis pelvis interna als eine Schicht (*3*) längs gespalten werden. Ist der Operateur mit den anatomischen Verhältnissen wohlvertraut, wird er mit einigen wenigen Markierungsfäden auskommen. Die Erhaltung einer möglichst einheitlichen Muskel-Faszien-Platte ist für die Rekonstruktion des Beckenbodens von großem Vorteil. Beachte auch, daß die inneren, längs verlaufenden Fasern des M. levator ani in die Längsmuskulatur des Rektums einstrahlen (*4*), und der an dieser Stelle liegende Analkanal mit den Sphinkteren (*5*) verwachsen ist. Man gewinnt jetzt

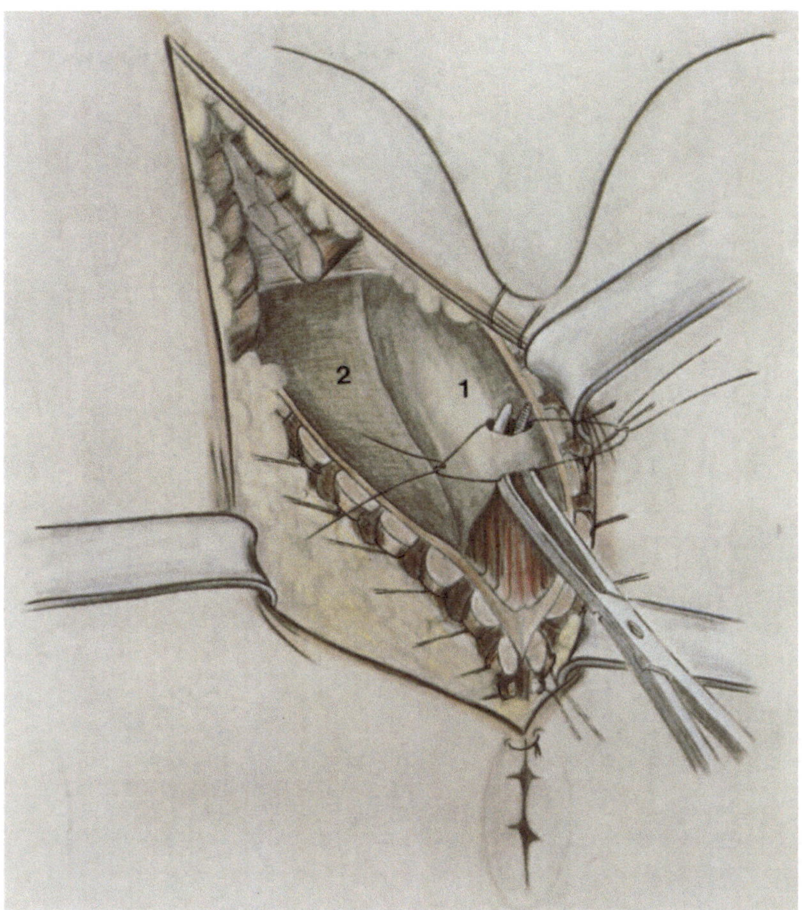

Abb. 20. Mit dem Skalpell sticht man median die Waldeyer-Faszie (*1*) auf, unterfährt sie durch diese Inzision und durchtrennt sie schrittweise zwischen Ligaturen nach kaudal vollständig, nach kranial soweit wie möglich. Ist die Waldeyer-Faszie durch den Krankheitsherd mit dem Rektum verwachsen, beginnt man mit ihrer Eröffnung kranial und kaudal dieser Stelle.

In Ausnahmefällen kann es notwendig sein, die Waldeyer-Faszie und darin enthaltenes perirektales Gewebe mit zu resezieren. Zu diesem Zwecke müssen die „ailerons latéraux" (*2*) und darin enthaltene Gefäße und Nerven inzidiert bzw. durchtrennt werden. Geht man dabei behutsam und möglichst organnahe vor, stößt man ventral auf die Denonvilliers-Faszie, auf deren dorsalen Fläche man das Rektum nun umfahren kann.

◁ eine schöne Ansicht der Waldeyer-Faszie (*6*) und der Hinterwand der seitlichen Flügel (*7*) („ailerons latéraux"). Der einfachste Weg, das Rektum auszupräparieren, besteht nun darin, die Waldeyer-Faszie in der hinteren Medianen zu spalten.

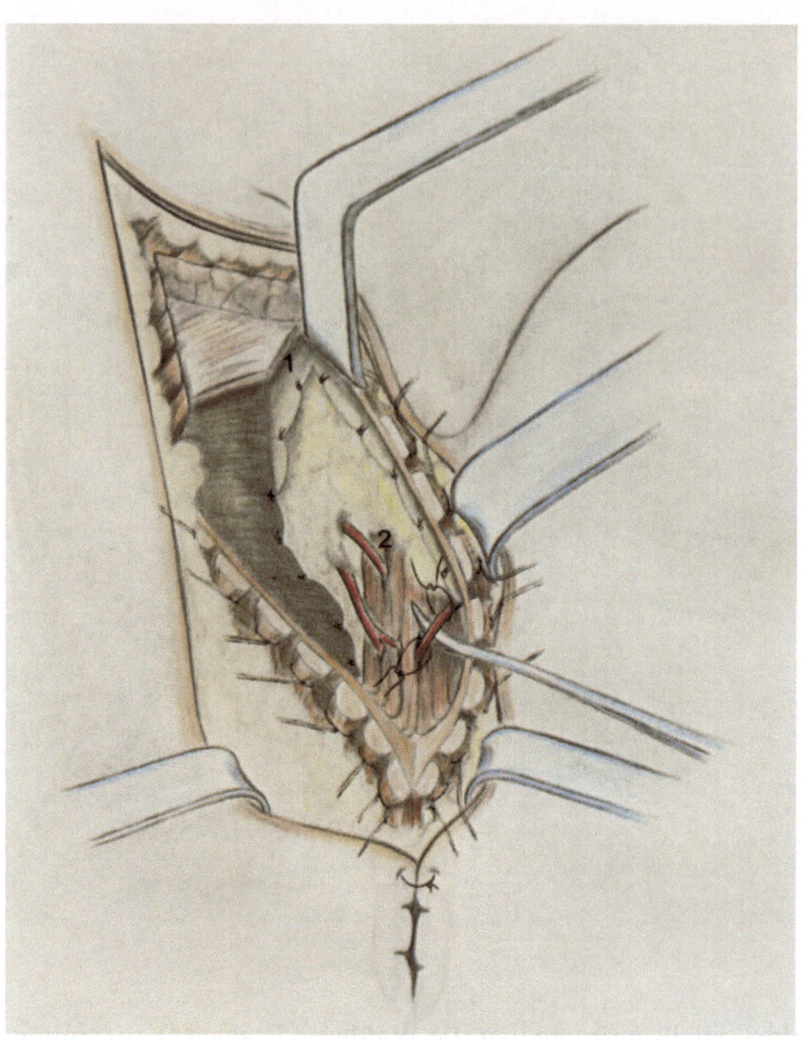

Abb. 21. Durch Kerbung (*1*) des Lig. sacrospinale kann die Waldeyer-Faszie weiter nach proximal eröffnet werden. Das Rektum wird nun freigelegt, indem die einmündenden Gefäße (*2*) und Nerven zwischen Ligaturen durchtrennt werden. Das Rektum kann innerhalb des Faszienmantels gefahr- und problemlos umfahren werden. Da die Gefäßstämme, die Ureteren, die Prostata und die Vagina außerhalb des Faszienmantels liegen, werden sie bei diesem Vorgehen nicht verletzt.

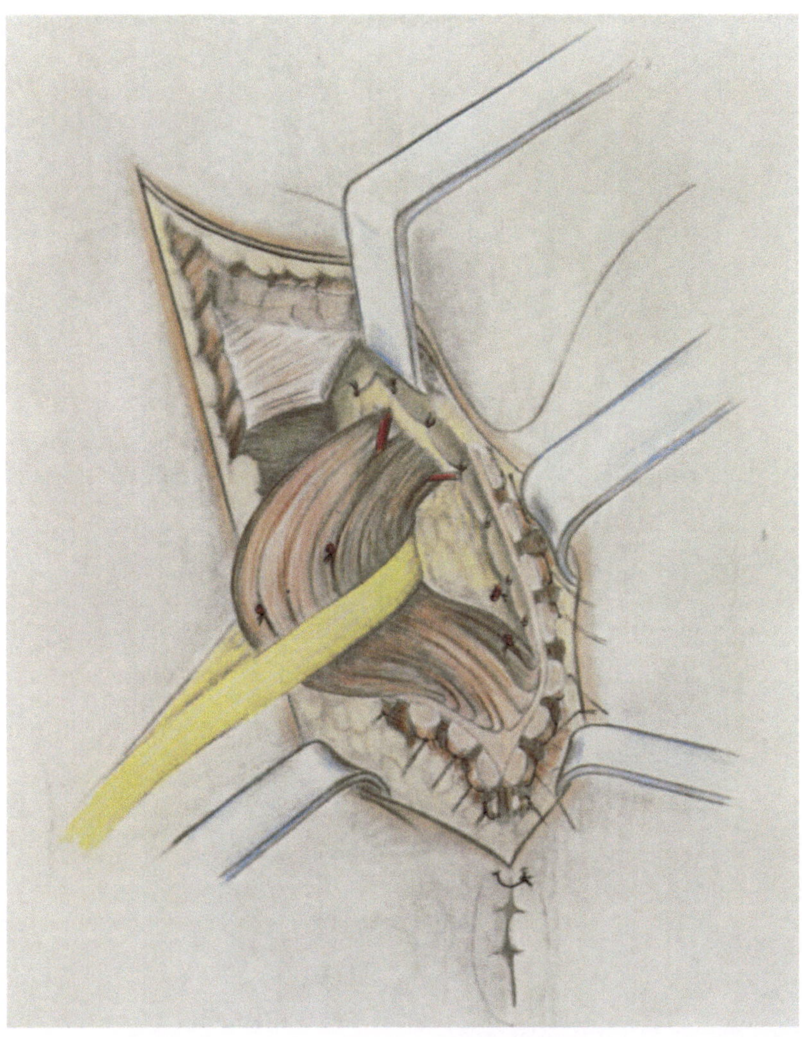

Abb. 22. Das Rektum ist zirkulär freigelegt und angeschlungen. Liegt der Krankheitsherd im Rektum, wird dieses nun eröffnet. Danach wird man entscheiden können, ob das Rektum weiter nach kranial mobilisert werden muß oder nicht (s. Abb. 16). Im Falle des Rektumprolapses erübrigt sich die Rektotomie. Man setzt das Rektum ca. 2 cm oberhalb des M. levator ani ab und geht gemäß Abb. 24 weiter vor.

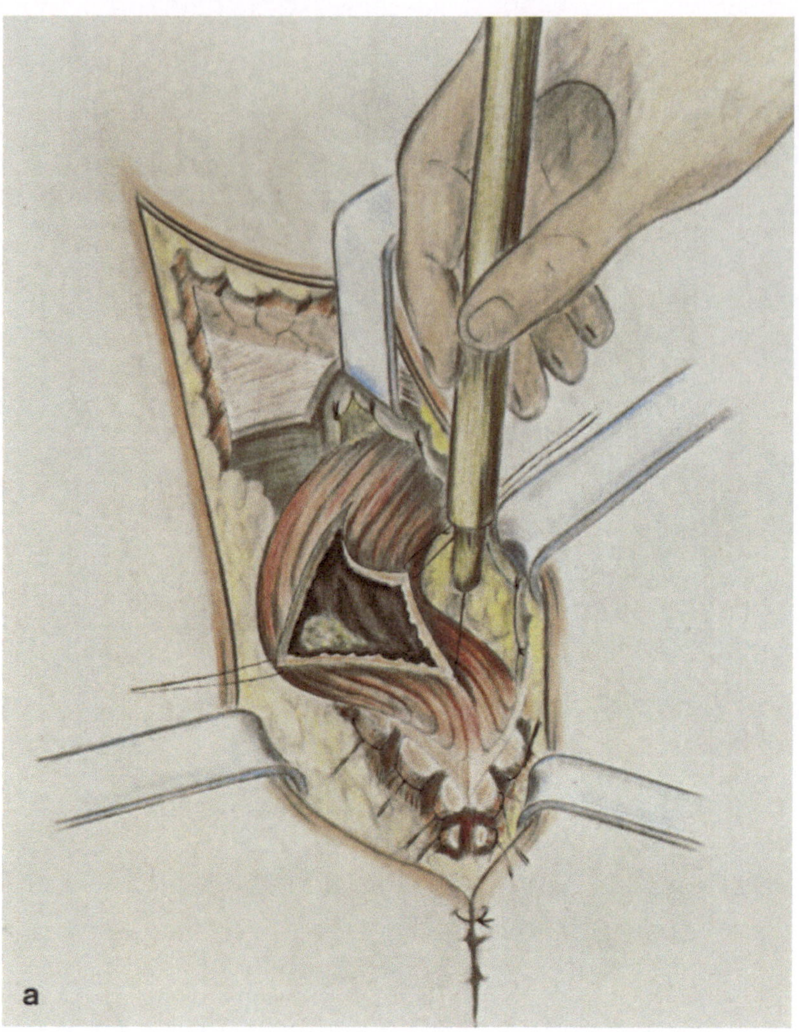

Abb. 23a–e. Zwischen Haltefäden wird das Rektum längs eröffnet (***a***). Das Darmlumen wird mit einer gewebefreundlichen Desinfektionslösung gereinigt. Ein Tumor wird in der ventralen Rektumwand sichtbar. Handelt es sich um einen gutartigen Tumor, wird der mit einer möglichst quer liegenden Mukosaspindel (***b***) im Gesunden reseziert. Die Mukosalücke wird mit Einzelknopfnähten quer vernäht (***c***). Ist der Tumor bösartig, soll ein entsprechendes Rektumsegment reseziert werden (***d***). Die Schnittränder sollen mindestens 2 cm Abstand vom Tumor haben

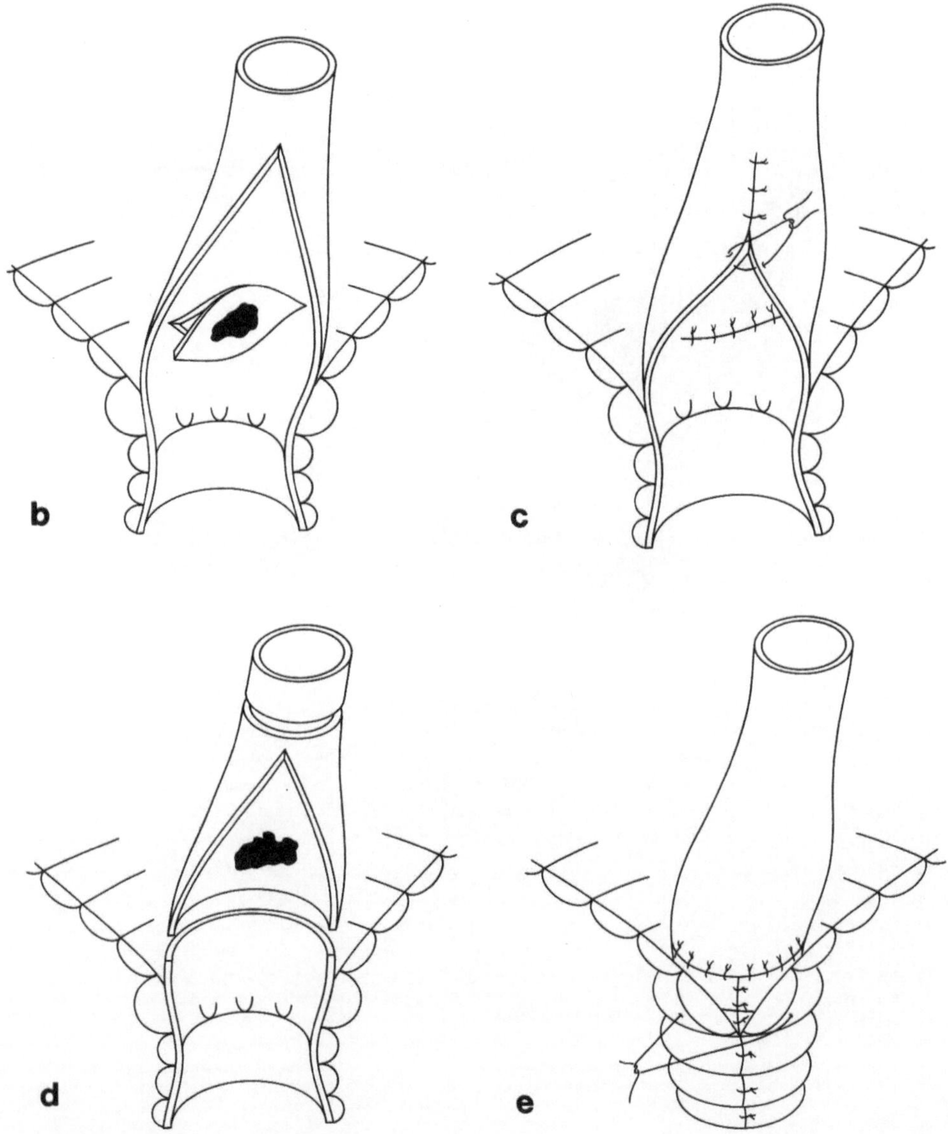

und in der Schnellschnittuntersuchung auf Tumorfreiheit überprüft werden. Verlangen Lokalisation und Ausdehnung des Tumors eine umfangreichere Mobilisation des Rektums, geht man gemäß Abb. 24 vor. Hat der Tumor das Stadium Ia + b (TNM Stadien, UICC 1978) überschritten und liegt keine Ausnahmeindikation zur lokalen Exzision mit dieser Operationstechnik vor, muß jetzt umdisponiert werden. Darstellung der Anastomosierung der Darmstümpfe, die eine T-förmige Naht ergibt (*e*).

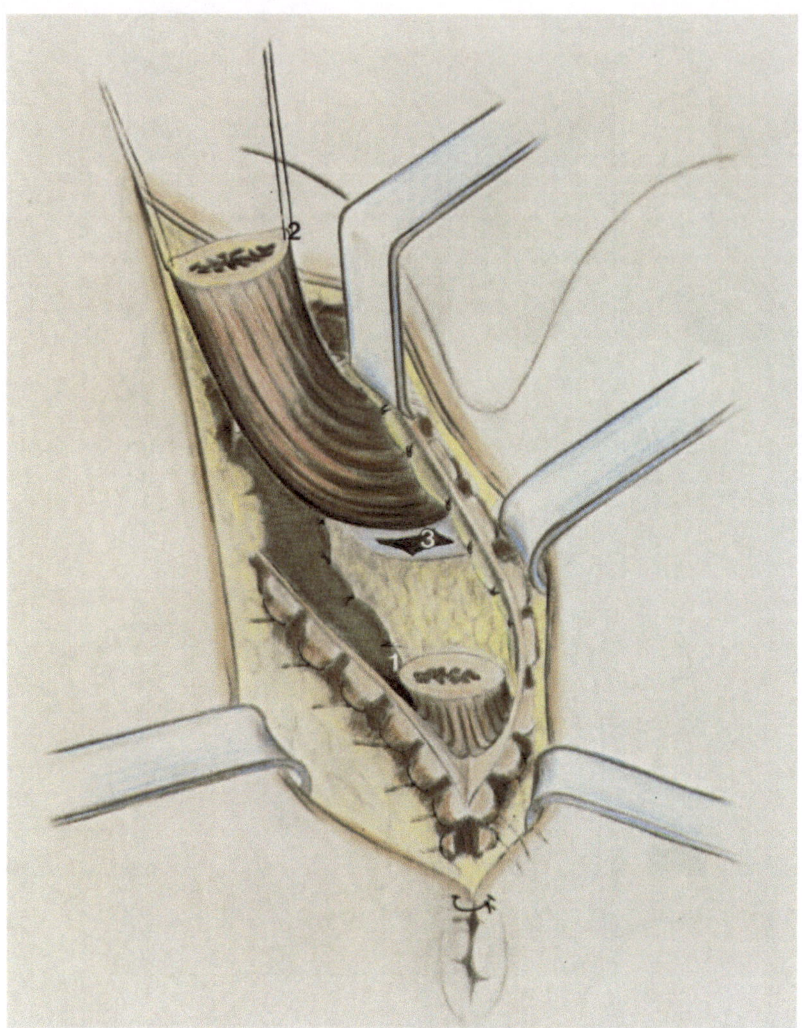

Abb. 24. Je nach Lokalisation und Ausdehnung des Lokalbefundes oder im Falle des Rektumprolapses muß das Rektum weiter nach kranial mobilisert werden. Dies geschieht am besten dadurch, daß man das Rektum knapp oberhalb des M. levator ani durchtrennt (*1*). Die Darmlumina werden mit einer gewebefreundlichen Desinfektionslösung gereinigt. Der kraniale Stumpf (*2*) wird angezügelt und kann hochgeschlagen werden. Dadurch wird die ventrale Skelettierung erleichtert. Man stößt dabei auf die Excavatio rectouterina bzw. rectovesicalis peritonei, welche bedenkenlos eröffent werden kann. Durch das eröffnete Peritoneum (*3*) kann das Rektum nach kranial verfolgt und skelettiert werden. Es ist in diesem Zusammenhang bemerkenswert, daß auf diese Art und Weise bis 35 cm lange prolabierende Rektosigmoidabschnitte reseziert werden konnten.

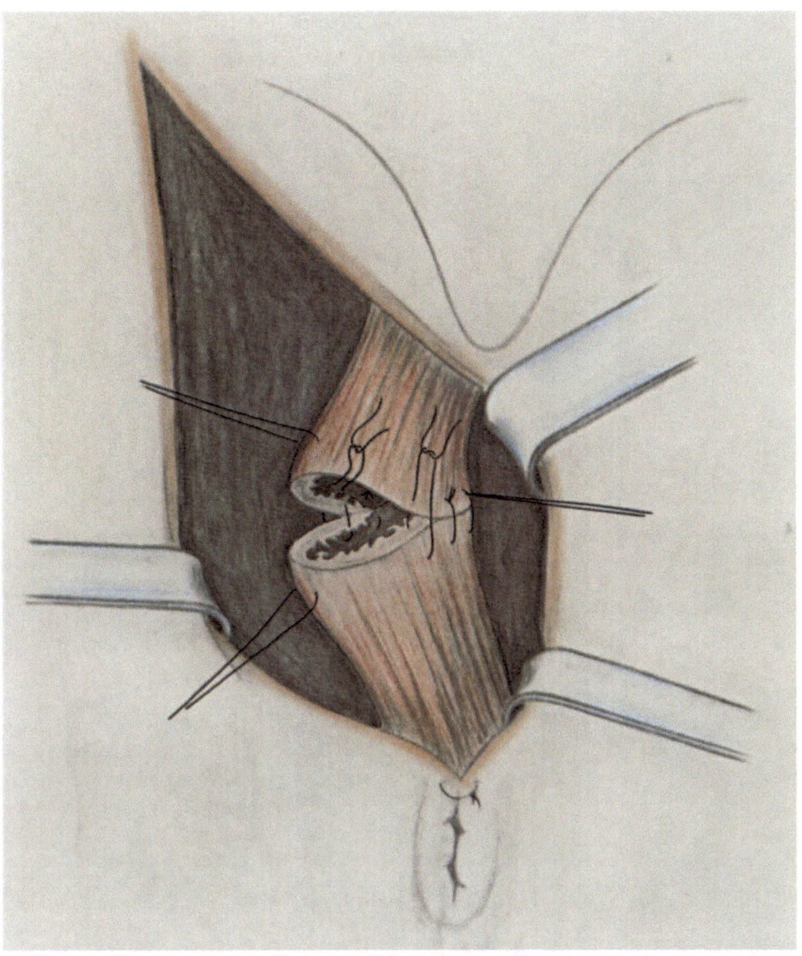

Abb. 25. Die Darmstümpfe werden nach den allgemeinen Regeln der Kolonchirurgie (Hell u. Allgöwer 1976), d.h. spannungsfrei und in gesundem Gewebe anastomosiert; die Nähte dürfen nicht einschneiden oder einreißen. Die ventrale Wand wird auf Stoß adaptiert und mit der Donati-Technik genäht, die dorsale Wand mit (sero)muskulären Stichen auf Stoß. Danach wird das ganze Wundgebiet sorgfältig gespült. Das eröffnete Peritoneum kann vernäht oder offen belassen werden.

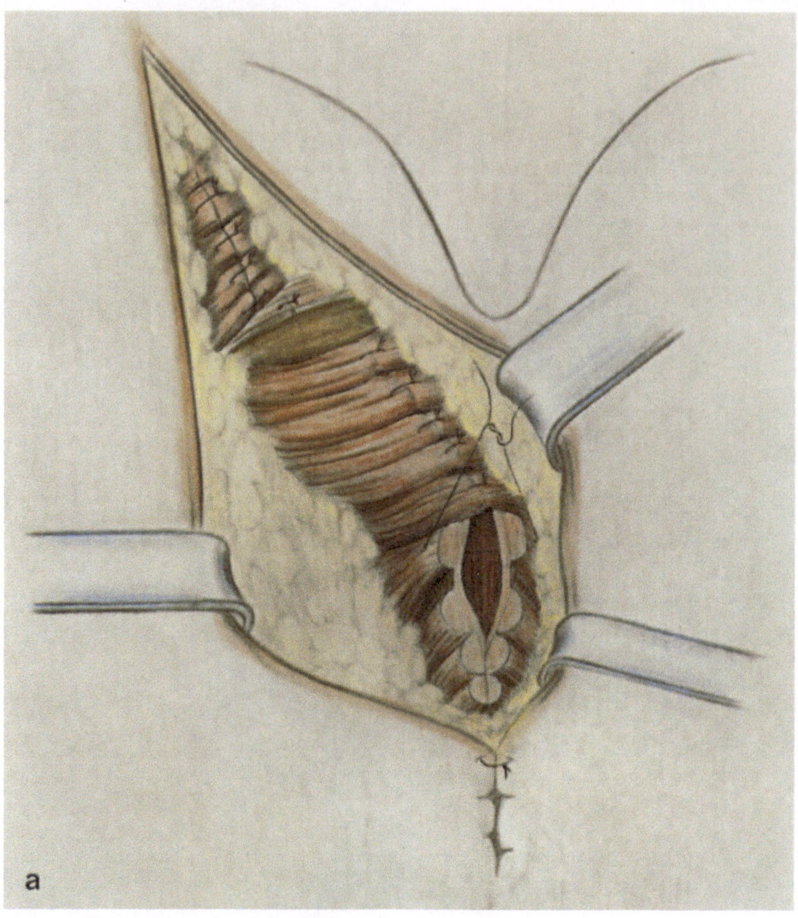

Abb. 26. a Für den Wundverschluß werden die Heftpflasterzügel der Gesäßbacken abgeschnitten. Die markierten Portionen des M. levator ani und der Sphinkteren werden der Reihe nach vernäht. Die Durchstechungsligaturen der Stümpfe beläßt man; sie sind nicht gezeichnet. Im Bedarfsfalle, in erster Linie also beim Rektumprolaps, bietet sich jetzt Gelegenheit, die Muskelstränge, besonders die Puborektalisschlinge, zu raffen. Falls nicht schon zu Beginn der Operation geschehen, kann

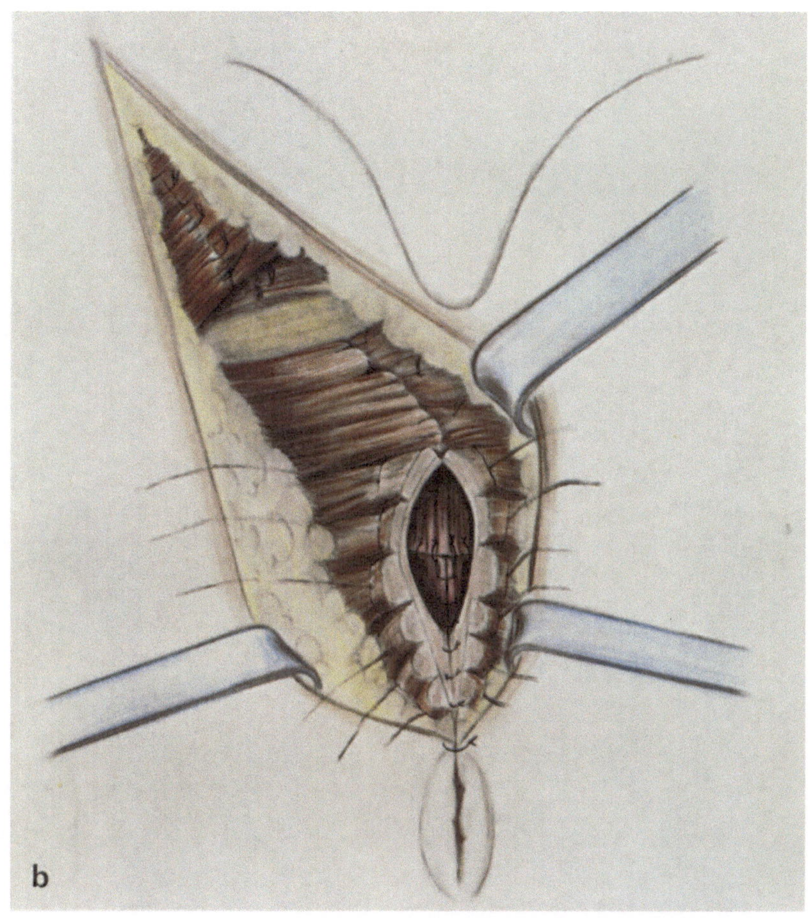

jetzt durch den „posterior release“ der anorektale Winkel verkleinert und damit die postoperative Kontinenz verbessert werden. Die inneren Längsfasern und die Fascia diaphragmatis pelvis superior müssen in den Nähten mitgefaßt werden. Inner- und außerhalb des Beckenbodens kommt je ein Saugdrain zu liegen, das möglichst ventral durch die Haut abgeleitet wird.

Abb. 26. b T-Anastomose. Danach erfolgt der Hautverschluß nach Donati.

Teil IV
Resultate und Diskussion

In der Chirurgischen Klinik des Kantonsspitals Basel wurden von Januar 1974 bis Juni 1982 insgesamt 81 Eingriffe am Rektum auf dem beschriebenen parasakralen Wege vorgenommen. Tabelle 1 orientiert über die Operationsindikation. Die Patienten waren zwischen 22 und 90 Jahre alt, das Durchschnittsalter beträgt 65 Jahre. Kein Patient ist an der Operation gestorben. Bei 19 Patienten traten Wundinfekte auf, die oberflächlichen Wundheilungsstörungen eingeschlossen. Diese konnten außer in 2 Fällen zur Abheilung gebracht werden, ohne daß eine bleibende Fistel oder Inkontinenz resultierte. Nur bei 2 Patienten blieb als Folge des Infekts eine vollständige Inkontinenz bestehen, so daß eine permanente Kolostomie angelegt werden mußte. Die Infekthäufigkeit hat seit der konsequenten präoperativen orthograden Darmlavage und der perioperativen Antibiotikaprophylaxe deutlich abgenommen.

Tabelle 1. Rektumerkrankungen als Indikation für einen parasakralen Eingriff

Diagnose	N
Karzinom	36
Myosarkom	1
Adenom	9
Prolaps	23
Fistel	5
Ischämische Stenose	1
Traumatische Läsion	4
Klippel-Trénaunay-Syndrom	1
Kongenitale Mißbildung	1
Total	81

1. Rektumkarzinome

Tiefsitzende (d.h. zwischen 4 und 12 cm ab ano Rektumkarzinome können durch die Amputation des Rektums oder kontinenzerhaltend auf parasakralem Weg entfernt werden. Ausschlaggebend für die Wahl des Verfahrens ist dabei in erster Linie das Tumorstadium. Der Allgemeinzustand des Patienten und seine evtl. kategorische Ablehnung eines definitiven Kolostomas sind weitere Kriterien. Es sei an dieser Stelle hervorgehoben, daß Madden (1971) mit der lokalen Exzision des Rektumkarzinoms ebenso gute, wenn nicht bessere Resultate erzielte als mit der Rektumamputation, wenn die Operationsletalität mitberücksichtigt wird. Außerdem stellte Madden (1971) fest, daß eine Lymphknotenmetastasierung unabhängig vom gewählten Operationsverfahren die Prognose erheblich verschlechtert.

Rektumtumoren in den UICC-Stadien T_1 (Tumor beschränkt auf Mukosa oder Submukosa) und T_2 (Tumorpenetration in die Muskularis) ohne Lymphknoten- und Fernmetastasen (UICC Ia und Ib, II) sind offenbar eine gute Indikation für die parasakrale Resektion und können auf diesem Weg kurativ entfernt werden. Bei Tumoren in den Stadien T_3 und T_4 (Tumorinfiltration in die nähere bzw. weitere Umgebung) sind wahrscheinlich Lymphknotenmetastasen vorhanden, so daß die Rektumamputation mit erweiterter pelviner Lymphknotenausräumung die bessere Radikalität gewährleisten mag. Besonders beim alten Patienten ist aber das relativ hohe Operationsrisiko der Rektumamputation dem minimalen der parasakralen Resektion gegenüberzustellen. Im Falle einer weitreichenden Tumorpenetration oder einer generalisierten Tumorerkrankung mit entfernten Lymphknoten- oder mit Fernmetastasen sind zur Palliation auch andere Verfahren wie Elektroresektion, Kälteverschorfung, Chemotherapie, Bestrahlung oder die einfache Deviationskolostomie in Erwägung zu ziehen. Wird nur noch eine Palliation angestrebt, fällt die Kontinenzerhaltung ganz besonders ins Gewicht.

Zur präoperativen Beurteilung des Tumorstadiums und zur Indikation des Operationsverfahrens hat Mason (1974) folgende 5 klinische Stadien definiert:

Klinisches Stadium I:
Der Tumor ist gegenüber der Rektumwand verschieblich.
Wahrscheinliche Korrelation: $T_1N_0M_0$, Ia (UICC 1978).

Klinisches Stadium II:
Gegenüber der Rektumwand unverschieblicher Tumor.
Wahrscheinliche Korrelation: $T_2N_{0-1}M_0$, Ib bzw. III (UICC 1978).

Klinisches Stadium III:
Tumor und Rektum sind vermindert beweglich.
Wahrscheinliche Korrelation: $T_3N_{0-1}M_0$, II bzw. III (UICC 1978).

Klinisches Stadium IV:
Das Rektum und der Tumor sind fixiert.
Wahrscheinliche Korrelation: $T_4N_1M_{0-1}$, III bzw. IV (UICC 1978).

Klinisches Stadium V:
Generalisierte Tumorerkrankung.
Wahrscheinliche Korrelation: $T_{1-4}N_1M_1$, IV (UICC 1978).

Im Interesse einer optimalen Tumorchirurgie muß das Resektat intraoperativ einer histopathologischen Schnellschnittuntersuchung unterzogen werden. Neben der intraoperativen Bestimmung des Tumorstadiums interessiert besonders auch die Tumorfreiheit des Schnittrands des Resektats. In Tabelle 2 ist die präoperative, klinische Beurteilung des Tumorstadiums unserer 36 Patienten der intra- bzw. postoperativen, histologischen gegenübergestellt. Daraus geht hervor, daß die klinische Beurteilung des Tumorstadiums unsicher und daher die intraoperative, histologische Stadienbestimmung unumgänglich ist.

Die Indikation für einen parasakralen Eingriff beim Rektumkarzinom läßt sich folgendermaßen zusammenfassen: Maligne Rektumtumoren zwischen 4 und 12 cm ab ano im klinischen Stadium I und II, d.h. im UICC-Stadium Ia und Ib, können mit guten Heilungsaussichten zusammen mit einem Rektumsegment

Tabelle 2. Vergleich der präoperativen, klinischen Stadienbeurteilung gegenüber der intra- und postoperativen, histologischen Stadienbestimmung

Klinisches Stadium (Mason)	N	Postoperatives Stadium pUICC (1978)				
		Ia	Ib	II	III	IV
I	15	7	5	2	1	
II	14		9	1	4	
III	6			1	3	2
IV	1				1	
V	(1)[a]					
Total	36	7	14	4	9	2

[a] Tumor im Mason-Stadium III, jedoch Lebermetastasen

auf parasakralem Weg reseziert werden. Zur Entfernung fortgeschrittener Tumoren ist dieses Operationsverfahren in Ausnahmesituationen indiziert, z.B. bei sehr alten Menschen oder bei Patienten, die eine permanente Kolostomie um jeden Preis ablehnen. Die Vorteile einer kontinenzerhaltenden Operation, das hohe Operationsrisiko der Rektumamputation im Vergleich zu dem des parasakralen Eingriffs und die schlechte Prognose im Falle eines tumorösen Lymphknotenbefalls sind bei der Verfahrenswahl mit zu berücksichtigen.

Die Operation (Abb. 27a–d) besteht aus folgenden Schritten:
- orthograde Darmlavage, perioperative Antibiotikaprophylaxe;
- Heidelberger Lagerung, Blasenkatheter;
- links parasakraler Zugang, schrittweise Durchtrennung der Beckenbodenmuskulatur und, wenn nötig, Spaltung des Analkanals;
- mediane Schlitzung der Waldeyer-Faszie und organnahe Skelettierung des Rektums, die Eröffnung des Douglas-Raums erleichtert die Präparation nach kranial;
- Eröffnen des Rektums und Analkanals in Längsrichtung zwischen Haltefäden und Beurteilung des Tumors;
- Rektumsegmentresektion mit perirektalem Fettgewebe (Lymphknoten!), mindestens 2 cm Abstand zwischen Tumor und Schnittrand;
- Schnellschnittuntersuchung des Präparats;
- einreihige Darmanastomose mit 3-0 Dexon, ventrale Wand mit intraluminal geknoteten Einzelnähten nach Donati, dorsale Wand mit außenliegenden Einzelnähten tangential auf Stoß;
- Naht der durchtrennten Muskelbündel des Beckenbodens und der Sphinkteranteile, evtl. Raffung der Puborektalisschlinge;
- Redon-Drainage ohne Sog, der Douglas-Raum wird offen belassen, Wundverschluß;
- Sofortmobilisation des Patienten, perorale Ernährung ab dem 2. postop. Tag.

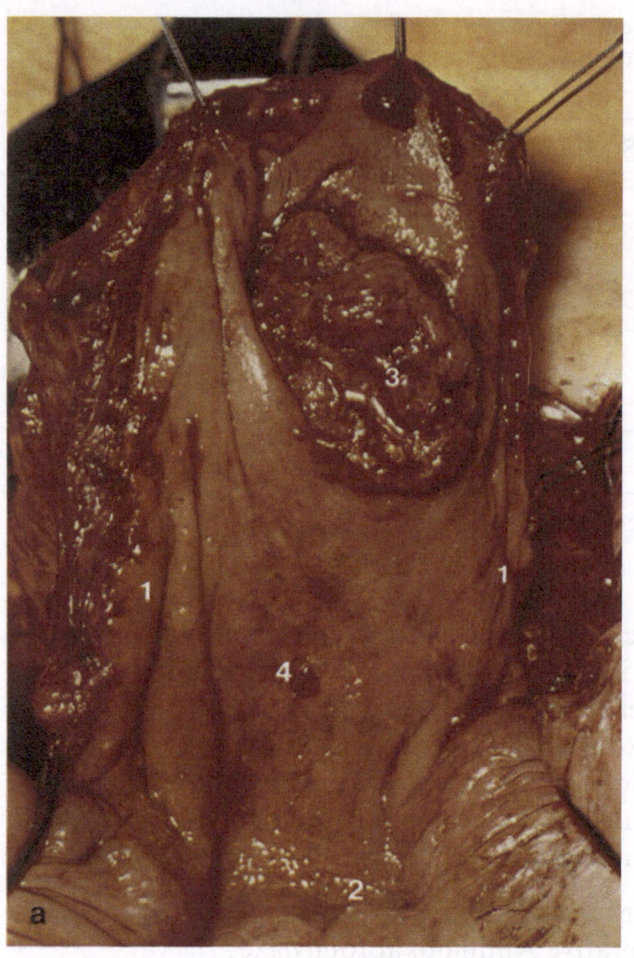

Abb. 27a–d. Resektion eines Rektumkarzinoms.

a *1* Analkanal und Rektum zwischen Haltefäden in Längsrichtung eröffnet; *2* Linea dentata; *3* Karzinom; *4* kleines Adenom.

b *5* Karzinom im aufgeschnittenen resezierten Rektumsegment; *6* oraler Schnittrand; *7* aboraler Schnittrand.

c *8* Resektionsrand am längs eröffneten Analkanal; *9* Resektionsrand des oralen Rektumstumpfes.

d *10* Innen geknotete Donati-Nähte des ventralen Anastomosenteiles.

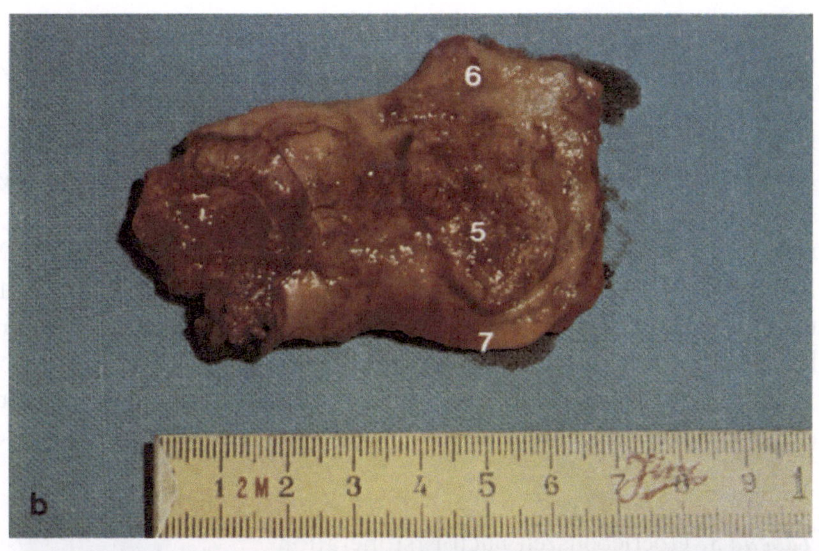
6
5
7
b

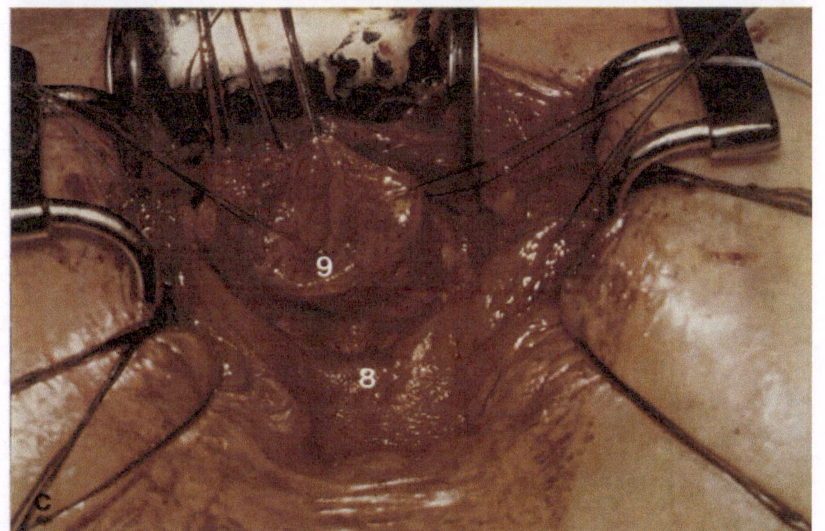
9
8
c

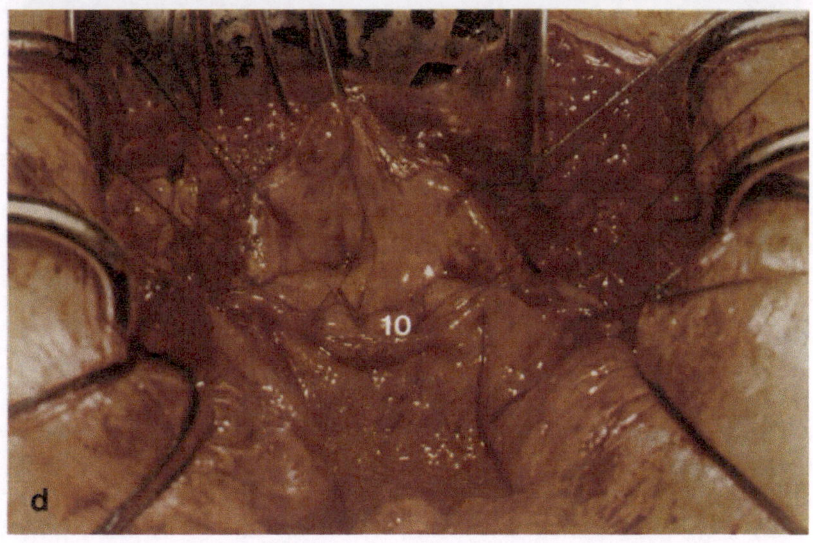
10
d

Wegen eines Rektumkarzinoms wurden 36 Patienten (22 Frauen und 14 Männer) auf parasakralem Weg operiert. Die Patienten waren zwischen 22 und 89 Jahre alt und hatten ein Durchschnittsalter von 61 Jahren.
Die Überlebenszeiten nach der Erstoperation sind in Tabelle 3 zusammengestellt. Ein Patient mit Tumorstadium III (22jähriger Mann!) und die beiden mit Tumorstadium IV verweigerten kategorisch ein Kolostoma. Beim einen der Patienten mit Tumorstadium IV fand man anläßlich der Autopsie ein Magenkarzinom mit Lebermetastasen, beim anderen eine diffuse Tumorausbreitung des Rektumkarzinoms im Becken und Peritoneum, in beiden Fällen jedoch keine lokalen Rektumkarzinomrezidive.

Tabelle 4 orientiert über aufgetretene Tumorrezidive. Bei einem der 9 Patienten, die wegen eines Tumorrezidivs operiert wurden, lag der Befund weit von der

Tabelle 3. Überlebenszeit nach Erstoperation

Stadium pUICC	N	Am Leben				Gestorben			
		Zeit in Monaten							
		6	12	24	36 oder länger	6	12	24	36 oder länger
Ia	7	2			5				
Ib	14		2	4	8				
II	4		2	1				1	
III	9		1		2		2		4
IV	2					2			
Total	36	2	5	5	15	2	2	1	4

Tabelle 4. Tumorrezidive

Stadium pUICC	N	Monate nach Erstoperation					
		6	12	24	36	Kein R	Total R
Ia	7					7	0
Ib	14	1	1			12	2
II	4		1	2		1	3
III	9	2		2		5	4
IV	2					2	0
Total	36	3	2	4	0	27	9[a]

[a] Von den 9 Rezidiven wurden 7 mit abdominoperinealer Rektumamputation, 2 mit parasakraler Nachresektion behandelt

Anastomose entfernt, so daß der Tumor als Zweitkarzinom bezeichnet wurde. Bei 8 Patienten entwickelte sich ein lokaler Wundinfekt, der in je 4 Fällen mit sog. Astronautenkost bzw. mit einer temporären Kolostomie zur Abheilung gebracht werden konnte. In keinem Fall blieb eine Fistel bestehen oder führte der Infekt zu Inkontinenz.

2. Gutartige und bedingt gutartige Rektumtumoren

Lassen sich gutartige Tumoren des Rektums transanal nicht radikal entfernen, so sind sie eine ideale Indikation für die Resektion auf parasakralem Weg. Besonders das villöse Adenom, das sich häufig breitflächig ausdehnt und dann von fraglicher Dignität ist, kann aus dem übersichtlich eröffneten Rektum gewöhnlich ohne Mühe vollständig abgetragen werden. Breitbasige Polypen werden ebenfalls mit Vorteil auf diese Art und Weise reseziert, da ihre fragliche Dignität vor allem an ihrer Basis eine sicher vollständige Exzision verlangt. Auch eine seltene gutartige Geschwulst, wie z.B. das Hämangion im Rahmen eines Klippel-Trénaunay-Syndroms, läßt sich auf parasakralem Wege dank der guten Übersicht risikolos und ohne großen Blutverlust entfernen.

Die Operation besteht aus folenden Schritten:
- orthograde Darmlavage, perioperative Antibiotikaprophylaxe;
- Heidelberger Lagerung, Blasenkatheter;
- links parasakraler Zugang, schrittweise Durchtrennung der Beckenbodenmuskulatur und, wenn nötig, Spaltung des Analkanals;
- mediane Schlitzung der Waldeyer-Faszie und organnahe Skelettierung des Rektums, die Eröffnung des Douglas-Raums erleichtert die Präparation nach kranial;
- Eröffnung des Rektums in Längsrichtung zwischen Haltefäden entsprechend der Ausdehnung des Befundes;
- submuköse Resektion des Tumors oder Keilresektion aus der Rektumwand;
- einreihige Darmanastomose mit 3-0 Dexon, ventrale Wand mit intraluminal geknoteten Einzelnähten nach Donati, dorsale Wand mit außenliegenden Einzelnähten tangential auf Stoß;
- Naht der durchtrennten Muskelbündel des Beckenbodens und der Sphinkteranteile, evtl. Raffung der Puborektalisschlinge;
- Redon-Drainage ohne Sog, der Douglas-Raum wird offen belassen, Wundverschluß;
- Sofortmobilisation des Patienten, perorale Ernährung ab dem 2. postoperativen Tag.

An unserer Klinik wurden bisher 9 Patienten, nämlich 3 Frauen und 6 Männer, wegen eines villösen Adenoms auf parasakralem Weg operiert. Die Patienten waren zwischen 49 und 77 Jahre alt und hatten ein Durchschnittsalter von 66 Jahren. Ein Patient erlitt ein Jahr nach der Erstoperation ein Rezidiv, das mit der elektrischen Schlinge nachreseziert wurde; danach trat kein erneutes Rezidiv mehr auf. In einem Fall entwickelte sich ein Wundinfekt, der jedoch komplikationslos abheilte. Alle Patienten erlangten postoperativ vollständige Kontinenz.

3. Rektumprolaps

Der Rektumprolaps ist häufig begleitet von einer teilweisen oder vollständigen Inkontinenz und ist unserer Meinung nach eine gute Indikation für das parasakrale Operationsverfahren. Das Ziel einer operativen Behandlung ist die Verhinderung des Darmvorfalls und, falls erforderlich, die Wiederherstellung der Kontinenz. Die parasakrale Resektion des prolabierenden Rektosigmoidsegments (Gleithernie!) ermöglicht gleichzeitig die Rekonstruktion des insuffizienten Beckenbodens. Diese besteht in der Ablösung des Levatorursprungs am Os sacrum („posterior release") und in der Raffung der Puborektalisschlinge und der äußeren Sphinkteren. „Posterior release" und die Raffung der Puborektalisschlinge bewirken eine Verkleinerung des anorektalen Winkels und tragen damit wesentlich zur Verbesserung der Kontinenz bei.

Die Operation (Abb. 28a–d) besteht aus folgenden Schritten:
- orthograde Darmlavage, perioperative Antibiotikaprophylaxe;
- Heidelberger Lagerung, Blasenkatheter;
- links parasakraler Zugang, schrittweise Durchtrennung der Beckenbodenmuskulatur, Ablösen des Levatorursprungs vom Steißbein („posterior release");
- mediane Schlitzung der Waldeyer-Faszie und organnahe Skelettierung des Rektums, die Eröffnung des gewöhnlich tiefreichenden Douglas-Raums erleichtert das Vorgehen;
- Resektion des Rektosigmoidsegments entsprechend der Prolapslänge;
- einreihige Darmanastomose mit 3-0 Dexon, ventrale Wand mit intraluminalen Einzelnähten nach Donati, dorsale Wand mit außen geknoteten Einzelnähten tangential auf Stoß;
- Naht der durchtrennten Muskelbündel des Beckenbodens und der Sphinkteranteile, Raffung der Puborektalisschlinge;
- Redon-Drainage ohne Sog, der Douglas-Raum wird offen belassen, Wundverschluß;
- Sofortmobilisation des Patienten, perorale Ernährung ab dem 2. postoperativen Tag.

An unserer Klinik wurden bisher 24 Patienten, nämlich 21 Frauen und 3 Männer, wegen eines Rektumprolapses mit diesem Operationsverfahren behandelt. Die Patienten waren zwischen 32 und 90 Jahre alt und hatten ein Durchschnittsalter von 65 Jahren. Nur 4 von ihnen waren vor der Operation kontinent, 7 litten unter einer relativen und 13 unter einer vollständigen Inkontinenz. Ein Patient war wegen dieses Leidens 2mal, ein weiterer sogar 13mal mit anderen Operationsverfahren erfolglos behandelt worden. Nach der parasakralen Prolapsoperation wurde bisher ein einziges Prolapsrezidiv beobachtet, das sich 1 Monat postoperativ manifestierte. Der Prolaps wurde nach dem gleichen Operationsverfahren reoperiert, und es wurde ein Darmsegment von rund 10 cm nachreseziert. Die Patientin war auch nach der zweiten Operation sofort kontinent. Alle anderen Patienten blieben rezidivfrei; das trifft insbesondere auch für die beiden 2- bzw. 13mal voroperierten Patienten zu (Tabelle 5). Vollständig kontinent wurden 11 Patienten. Eine verbesserte, befriedigende Kontinenz erlangten 7, während bei 4 Patienten keine Verbesserung der Kontinenz erzielt wurde. Bei 2 weiteren Patientinnen trat aufgrund von Wundinfekten eine Verschlechterung der Kontinenz ein, und sie mußten mit einer permanenten Kolostomie versorgt werden. Inzwischen sind bei einer dieser beiden Patientinnen die Voraussetzungen für Stuhlkontinenz wieder gegeben, die Aufhebung der Kolostomie wird jedoch abgelehnt (Tabelle 6). Nach 7 der 24 parasakralen Prolapsoperationen traten Wundinfekte auf, die in 5 Fällen zu einer vorübergehenden Fistel ohne Beeinträchtigung der Kontinenz und in den bereits erwähnten 2 Fällen zur Inkontinenz führten.

Die Mehrzahl der Komplikationen, insbesondere die Infekte gefolgt von Inkontinenz und permanenter Kolostomie, fallen in die anfängliche Lernperiode dieser Operationstechnik. Beim routinierten Operateur hingegen treten kaum mehr ernsthafte Komplikationen ein.

Tabelle 5. Beobachtungszeiten nach parasakraler Prolapsoperation

	Jahre					
	5	4	3	2	1	<1
Patienten	13[a]	2	2	2	2	3[b]

[a] Davon 2 mit definitivem Kolostoma
[b] Davon 1 mit Rezidiv des Prolapses

Tabelle 6. Kontinenzverhältnisse nach parasakraler Prolapsoperation

Kontinenz	Anzahl Patienten
Vollständig kontinent	11
Verbessert, befriedigend kontinent	7
Unverändert, relativ kontinent	4[a]
Verschlechtert, inkontinent	2[b]

[a] Davon 1 mit Prolapsrezidiv nach 1 Monat
[b] Beide mit definitivem Kolostoma

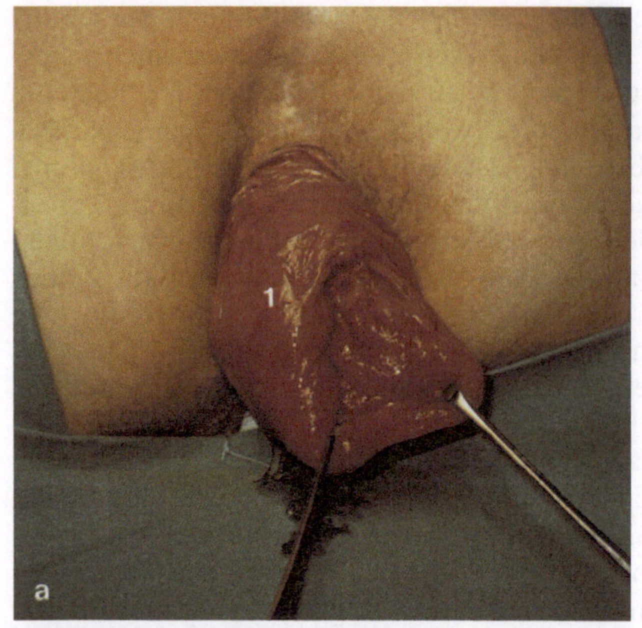
1
a

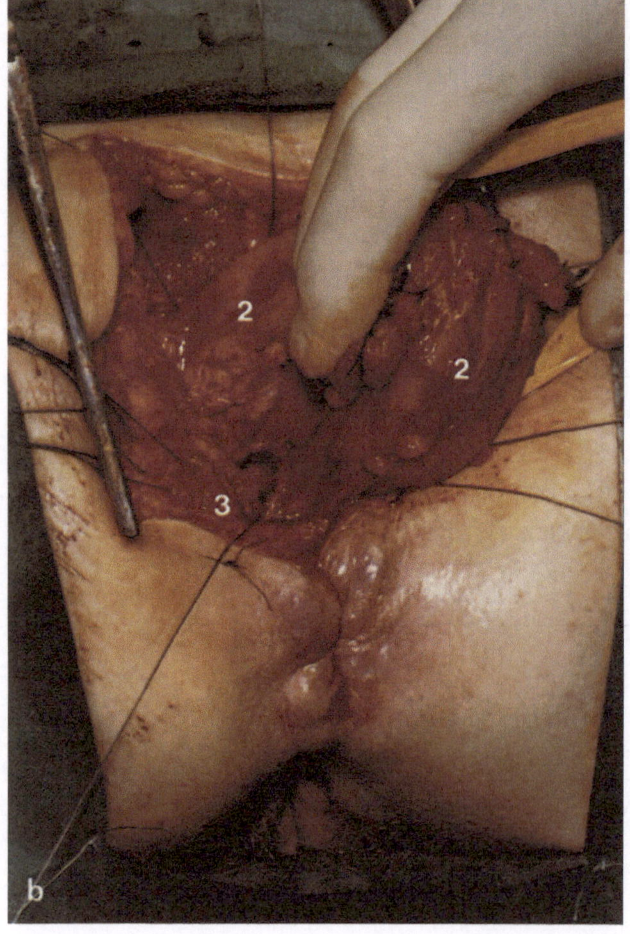
2
2
3
b

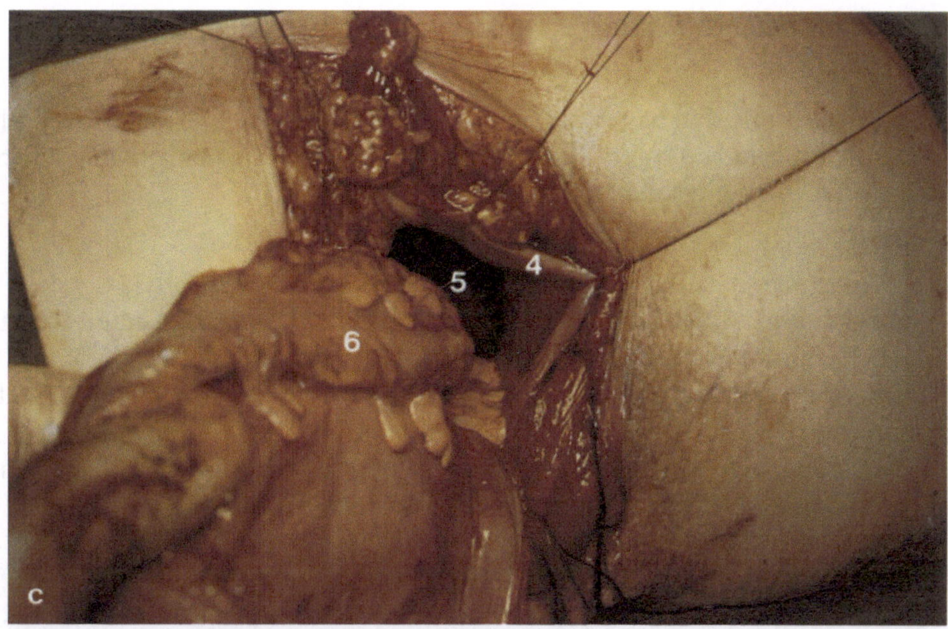

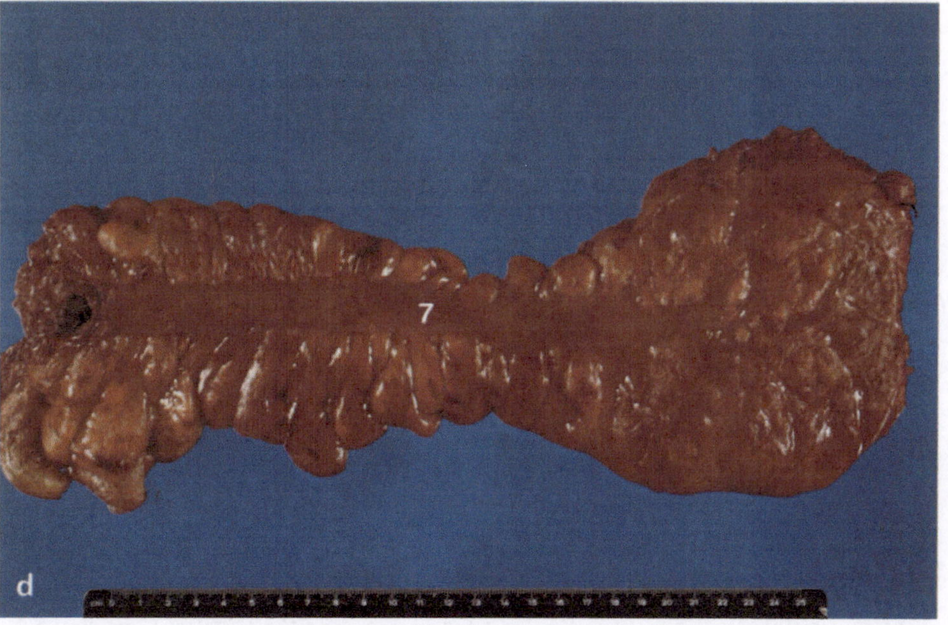

Abb. 28 a–d. Resektion eines prolabierten Rektosigmoids.

a *1* Prolabierendes Rektosigmoid.

b *2* Parasakral mobilisiertes Rektosigmoid entsprechend der Prolapslänge; *3* Schnittrand der gespaltenen Levator- und Sphinktermuskulatur an markierenden Haltefäden.

c *4* Peritoneum des eröffneten Douglas-Raums; *5* Bauchhöhle (Douglas); *6* mobilisiertes Rektosigmoid.

d *7* Reseziertes Rektosigmoid, Länge ca. 30 cm.

4. Fisteln und Strikturen

Der parasakrale Zugang eignet sich ausgezeichnet für die Behandlung hochsitzender Fisteln und narbiger Strikturen. Wegen solcher Leiden wurden 6 Patienten mit gutem Erfolg operiert.

Die Operation besteht aus folgenden Schritten:
- orthograde Darmlavage, perioperative Antibiotikaprophylaxe;
- Heidelberger Lagerung, Blasenkatheter, evtl. Uretherkatheter (Veränderungen der Organtopographie aufgrund narbiger Verziehungen);
- links parasakraler Zugang, schrittweise Durchtrennung der Beckenbodenmuskulatur;
- mediane Schlitzung der Waldeyer-Faszie und organnahe Skelettierung des Rektums, die Eröffnung des Douglas-Raums erleichtert das Vorgehen;
- Eröffnung des Rektums in Längsrichtung zwischen 2 Haltefäden auf Höhe der Fistel und Exposition derselben;
- Resektion der Fistel, Resektion des narbig veränderten Darmanteils bzw. -segments;
- Naht der Fistelöffnungen im Rektum bzw. Nachbarorgan;
- einreihige Darmanastomose mit 3-0 Dexon, ventrale Wand mit intraluminalen Einzelnähten nach Donati, dorsale Wand mit Einzelknopfnähten außen geknotet, tangential auf Stoß;
- Naht der durchtrennten Muskelbündel des Beckenbodens und der Sphinkteranteile;
- Redon-Drainage ohne Sog, der Douglas-Raum wird offen belassen, Wundverschluß;
- Sofortmobilisation des Patienten, perorale Ernährung ab dem 2. postoperativen Tag.

Von den 5 Patienten, die wegen rektaler Fisteln operiert wurden, litten 3 an einer anorektalen, 1 Patientin an einer rektovaginalen und 1 weiterer Patient an einer rektovesikalen Fistel. Eine Patientin wurde wegen einer ischämisch bedingten Narbenstriktur des Rektums operiert.

V.G., 54jähriger Mann, extrasphinktere anorektale Fistel. Parasakrale Fistelexzision. Problemlose Wundheilung ohne Infekt, vollständige Kontinenz.

T.A., 32jähriger Mann, anorektaler Fistelabszeß bei St.n. Proktokolektomie und Ileoanostomie wegen M. Crohn. Parasakrale Fistelexzision und Nachresektion des anorektalen Darmstumpfes, Ileoanostomie. Problemlose Wundheilung ohne Infekt, vollständige Kontinenz.

M.B., 50jähriger Mann, anorektale Fistel mit Abszeß vor dem Sakrum aufgrund einer Anastomoseninsuffizienz nach „low anterior resection“ wegen eines Rektumkarzinoms. Parasakrale Fistelexzision, Drainage, danach problemlose Wundheilung, vollständige Kontinenz.

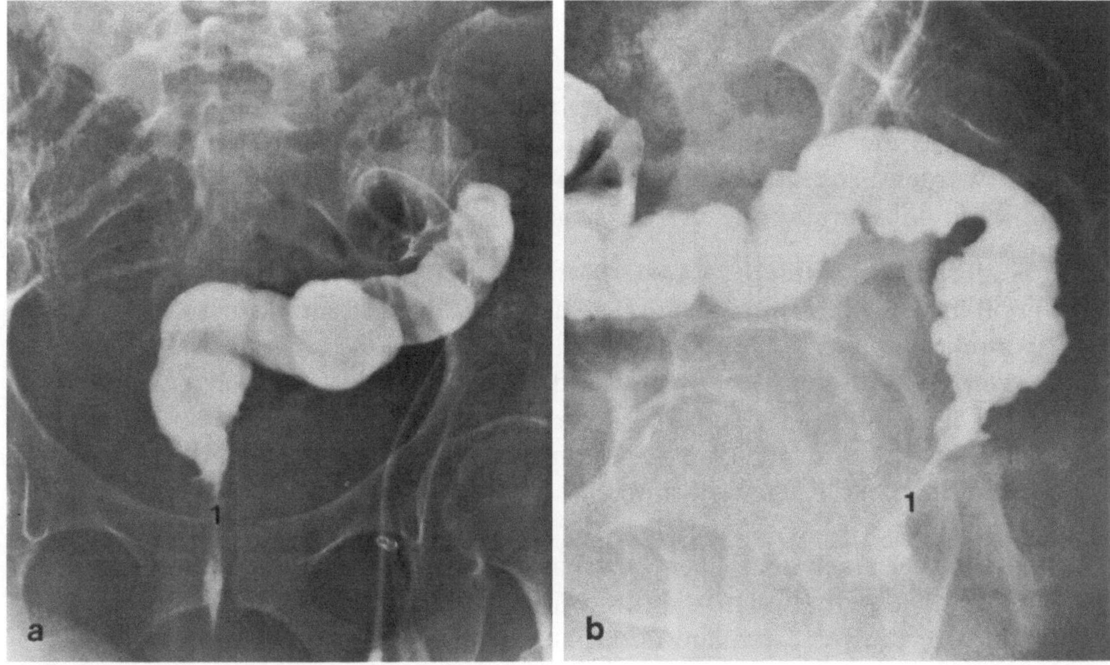

Abb. 29a, b. Darstellung des Rektums mit Kontrastmitteleinlauf, Aufnahme im anterio-posterioren (*a*) und im seitlichen Strahlengang (*b*). *1* Striktur im unteren Abschnitt der Pars pelvina recti.

M.E., 31jährige Frau, vaginaler Abszeß unklarer Genese mit Fistelbildung ins Rektum. Parasakrale Fistelexzision, problemlose Wundheilung und vollständige Kontinenz.

P.M., 60jähriger Mann, rektovesikale Fistel nach Sigmasegmentresektion wegen perforierender Sigmadivertikulitis. Parasakrale Fistelexzision, problemlose Wundheilung, vollständige Kontinenz. Ein Jahr später Rezidiv der rektovesikalen Fistel, bisher keine Rezidivoperation.

U.H., 39jährige Frau, Dickdarmileus aufgrund einer Rektumstriktur, notfallmäßige doppelläufige Sigmoidostomie. Resektion des strikturierten Rektumsegments durch den parasakralen Zugang, Anastomose zwischen Sigma und dem 3 cm langen Anorektalstumpf. Histologisch handelt es sich um eine ischämiebedingte Narbenstenose mit vollständiger Zerstörung der Schleimhaut. Für die Läsion wird ein jahrelanger Abusus ergotaminhaltiger Suppositorien zur Migränebehandlung verantwortlich gemacht. Ein halbes Jahr später Verschluß der Sigmoidostomie. Problemloser Heilungsverlauf, vollständige Kontinenz (Abb. 29a, b).

5. Traumatische Läsionen

Wegen traumatischer Läsionen des Anorektums bzw. des Beckenbodens und des Sphinkterapparats wurden 3 Patienten operiert. Soweit nach den Verletzungen möglich wurden Beckenboden, Sphinkteren und Rektum nach der beschriebenen Technik auf linksparasakralem Weg dargestellt, revidiert und rekonstruiert.

M.A., 18jähriger Mann, Motorradunfall. Offene Symphysensprengung, drittgradig offene Ileosakralsprengung mit Ausriß des Plexus sacralis links, Zerreißung des Anorektums und des Beckenbodens, drittgradig offene Femurschaftfraktur. Transversostoma, perianale Revision und Débridement, Plattenosteosynthese des Femurs. Die Manometrie zeigt 8 Monate später ungenügende Sphinkterfunktion, der Patient ist inkontinent (Einlauf kann nicht zurückgehalten werden). Parasakrale Revision und Rekonstruktion mit „posterior release" sowie Raffung des M. puborectalis erfolgte 6 Monate später. Die Manometrie des Anorektums zeigt 2 Monate später einen deutlichen Druckanstieg bei willkürlicher Innervation, der Patient ist kontinent (Einlauf kann zurückgehalten werden). Praktisch normale Stuhlentleerung mit vollständiger Kontinenz 6 Monate später (Abb. 30a, b).

S.H., 77jähriger Mann, Sphinkterotomie nach Eisenhammer wegen Hämorrhoiden. Danach sukkzessive Entwicklung einer vollständigen Stuhlinkontinenz. Daneben Urininkontinenz nach Prostatektomie. Raffung der Sphinkteren und der Puborektalisschlinge sowie „posterior release" durch den parasakralen Zugang. Problemlose Wundheilung und vollständige Stuhlkontinenz.

O.W., 59jähriger Mann, Pfählungsverletzung des Anorektums. Der Patient kommt erst 38 Stunden später in spitalärztliche Behandlung. Entzündliche Schwellung der Glutealregion rechts und des Skrotums, palpatorisch transanale Perforation ins perirektale Fettgewebe mit Luftemphysem in der pelvirektalen Loge und im rechten M. glutaeus maximus. Durch den parasakralen Zugang Revision, Débridement und Naht des aufgerissenen Rektums, zerfetzte Sphinkter- und Levatoranteile können nicht vollständig rekonstruiert werden. Pararektale Drainage, doppelläufige Sigmoideostomie. Komplikationslose Wundheilung.

Abb. 30a, b. Traumatische Verletzung des Rektums. ▷

a Kaudale Ansicht des auseinandergerissenen Beckenbodens und Perineums, Patient noch in Rückenlage. *1* Traumatisch freigelegtes, teilweise zerrissenes Rektum; *2* Anus; *3* schwer beschädigter, z.T. ausgerissener Plexus sacralis links.

b Manometriekurven des Anorektums. *4* 8 Monate nach der primären Versorgung: „squeeze pressure" 15 cm H_2O (1,47 kPa) 3 cm ab ano, Inkontinenz; *5* 13 Monate nach der primären Versorgung: „squeeze pressure" 25 cm H_2O (2,5 kPa) 3 cm ab ano, Inkontinenz; *6* 2 Monate nach parasakraler Revision und Rekonstruktion (17 Monate nach der primären Versorgung); „squeeze pressure" 65 cm H_2O (6,37 kPa) 3 cm ab ano, vollständige Kontinenz.

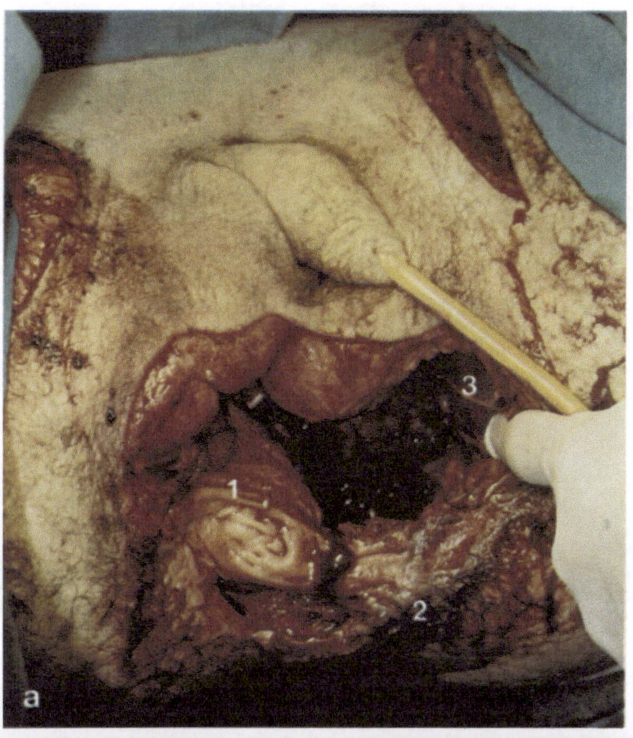
3
1
2
a

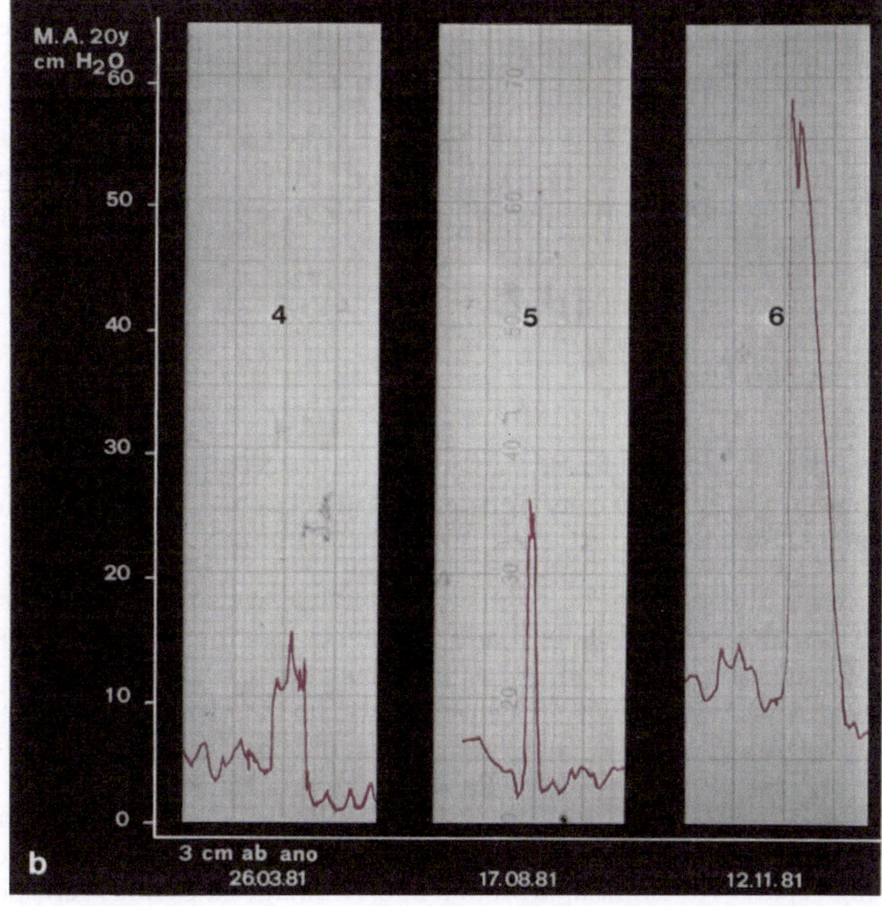
M. A. 20y
cm H_2O
60
50
40
30
20
10
0
4
5
6
3 cm ab ano
26.03.81
17.08.81
12.11.81
b

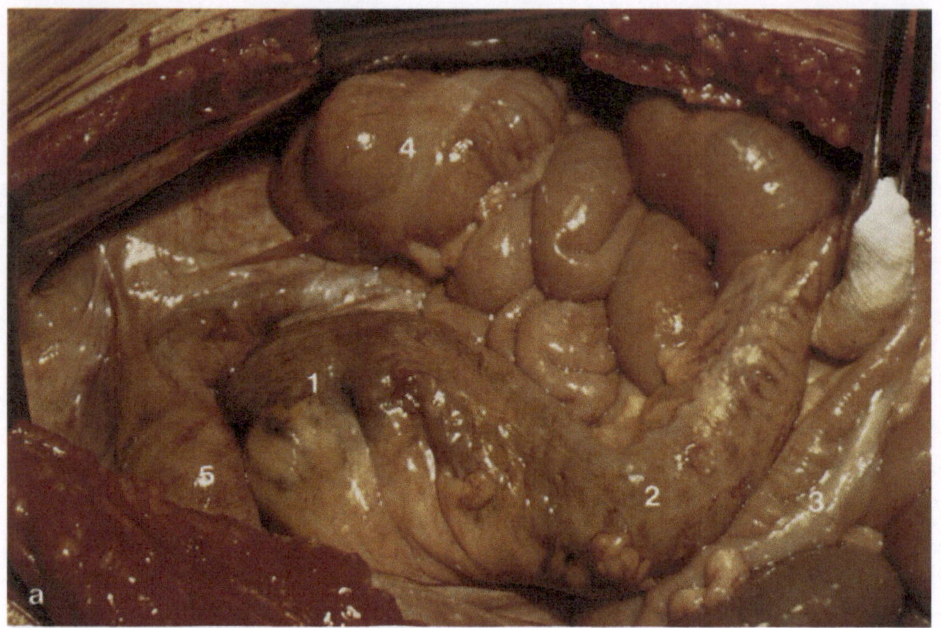

Abb. 31 a–c. Hämangiomatose des Rektosigmoids. ***a*** Bauchsitus. *1* Rektum; *2* Sigma; *3* Colon descendens; *4* Zökum; *5* Uterus.

Manometrie des Anorektums 3 Monate später mit schlechter willkürlicher Sphinkterkontraktion (17 mm Hg (2,3 kPa)/4 cm, 24 mm Hg (3,2 kPa)/3,5 cm, 29 mm Hg (3,9 kPa)/3 cm, 34 mm Hg (4,5 kPa)/2 cm, 37 mm Hg (4,9 kPa)/ 1,5 cm); Kontrastmitteleinlauf: keine Extravasate im Bereiche des Anorektums, Kontinenz für den Kontrastmitteleinlauf. Daher Verschluß der Sigmoideostomie, komplikationsloser Wundheilungsverlauf ohne Infekt, postoperativ vollständige Kontinenz.

6. Mißbildungen

An dieser Stelle sei die Hämangiomatose des Rektosigmoids einer 21jährigen Patientin erwähnt, sowie der Versuch einer Beckenbodenrekonstruktion bei kongenitaler Mißbildung.

K.H., 21jährige Frau, Klippel-Trénaunay-Syndrom mit typischer Makrosomie des rechten Beins. Rezidivierende Blutungen per anum. Endoskopisch ausgeprägte Hämangiomatose des Rektosigmoids, kleinere Hämangiome im Colon descendens. Laparotomie und Mobilisation des linken Hemikolons unter Opferung der A. mesenterica inferior und der A. colica media, Hemikolektomie links. Verschluß der Laparotomie, Umlagerung der Patientin in Heidelberger Lage. In der gleichen Operationssitzung Resektion des Rektosigmoids durch den parasakralen Zugang bis auf einen 4 cm langen Stumpf des Anorektums. Transverosanostomie. 2 Wochen später Revisionslaparotomie und Drainage eines links retroperitonealen Ab-

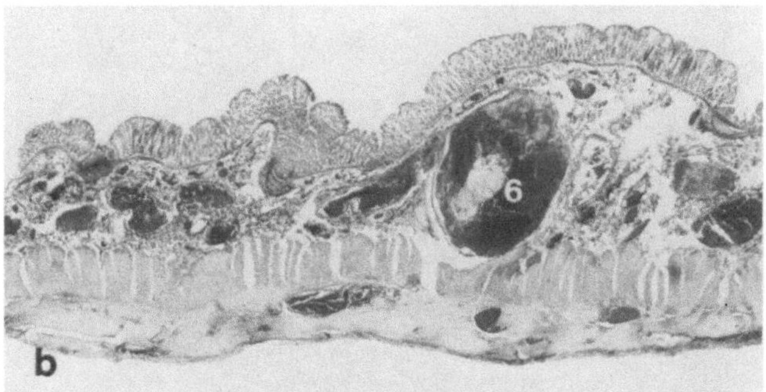

Abb. 31. *b* Histologie des Resektionspräparates. *6* Ektatische Gefäße.

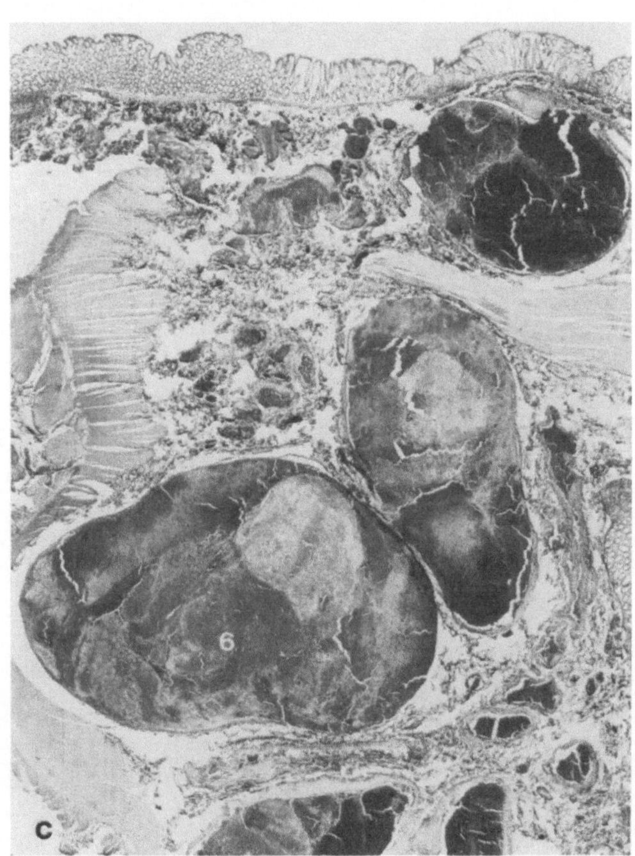

Abb. 31. *c* Histologie des Resektionspräparates. *6* Ektatische Gefäße. (Foto und Befund: PD Dr. med. M.J. Mihatsch, Institut für Pathologie der Universität Basel)

szesses, temporäre abdominelle Kolonfistel. Komplikationslose Heilung der parasakralen Wunde, einwandfreie Kontinenz (Abb. 31a–c).

R.F., 20jährige Frau, Durchzugsoperation wegen Analatresie im Kindesalter in auswärtigem Krankenhaus. Vollständige Inkontinenz. Parasakrale Revision und Versuch einer Sphinkterrekonstruktion. Postoperativ weiterhin Inkontinenz und keine willkürliche Innervation des Beckenbodens spürbar.

Der parasakrale Zugang dürfte sich dennoch für rekonstruktive Operationen bei kongenitalen Mißbildungen des Anorektums und des Beckenbodens eignen. Wir verfügen in diesem kinderchirurgischen Indikationsbereich über keine eigenen Erfahrungen.

Literatur

1. Allgöwer M, et al. (1981) Chirurgische Gastroenterologie. Springer, Berlin Heidelberg New York
2. Bevan AD (1917) Carcinoma of rectum-treatment by local excision. Surg Clin North Am 1:1233–1239
3. Criado F, Wilson T (1981) Posterior transsphincteric approach for surgery of the rectum: The Bevan operation. Dis Colon Rectum 24 (3):145–150
4. Cripps WH (1880) Cancer of the rectum. Churchill, London
5. David VC (1943) The management of polyps occurring in the rectum and colon. Surgery 14:387–394
6. Deucher F (1976) Rund um den Sphinkter: Kontinenzprobleme in der Dickdarmchirurgie. Schweiz Med Wochenschr 106 (9):273–281
7. Dickinson VA (1978) Maintenance of anal continence: a review of pelvic floor physiology. Gut 19:1163–1174
8. Goligher JC (1980) Surgery of the anus, colon and rectum, 4th edn. Baillière Tindall, London
9. Gorsch RV (1941) Perineopelvic anatomy from the proctologists's viewpoint. Tilgman, New York
10. Grant J (1972) Anatomy. Williams & Wilkins, Baltimore
11. Harris LD, Winans CS, Pope CE (1966) Determination of yield pressure: A method for measuring anal sphincter competence. Gastroenterology 50:754
12. Hell K, Allgöwer M (1976) Die Colonresektion. Springer, Berlin Heidelberg New York
13. Holl M (1897) Die Muskeln und Faszien des Beckenausganges. In: Bardeleben K (Hrsg) Handbuch der Anatomie des Menschen, Bd 7. Fischer, Jena
14. Hollinshead W (1971) Anatomy for surgeons, vol 2. Harper & Row, New York San Francisco London
15. Hovelaque A (1927) Anatomie des nerfs craniens et rachidiens et du système grand sympathique chez l'homme. Doin, Paris
16. Ihre T (1974) Studies of anal function in continent and incontinent patients. Scand J Gastroenterol [Suppl] 9:1–64
17. Kerremans R (1969) Morphological and physiological aspects of anal continence and defaecation. Proefschrift voor de graad van geaggregeerde van het hoger onderwijs. Arscia, Brussel
18. Kocher T (1874) Die Exstirpatio recti nach vorheriger Excision des Steißbeines. Zentralbl Chir 10:145–147
19. Kraske P (1885) Zur Exstirpation hochsitzender Mastdarmkrebse. Verh Dtsch Ges Chir 14:464–474
20. Lane R, Parks AG (1977) Function of the anal sphincters following colo-anal anastomosis. Br J Surg 64:596–599
21. Larkin MA (1959) Transsphincteric removal of rectum tumors. Dis Colon Rectum 2:446–451
22. Lawson J (1981) Motor nerve supply of pelvic floor. Lancet (1):999
23. Madden JL (1971) Clinical evaluation of electrocoagulation in the treatment of cancer of rectum. Am J Surg 122:347–352
24. Madden JL (1973) A technique for the performance of an intestinal anastomosis. Surg Gynecol Obstet 136:283–285
25. Martinoli S, Harder F, Allgöwer M et al. (1981) Das Rectumcarcinom. In: Allgöwer M et al. (Hrsg) Chirurgische Gastroenterologie, Bd 2. Springer, Berlin Heidelberg New York, S 797–816

26. Mason AY (1970a) Surgical access to the rectum – a transsphincteric exposure. Proc R Soc Med 63:91–94
27. Mason AY (1970b) The place of local resection in the treatment of rectal carcinoma. Proc R Soc Med 63:1259–1262
28. Mason AY (1972) Trans-sphincteric exposure of the rectum. Ann R Coll Surg Engl 51:320–331
29. Mason AY (1974) Trans-sphincteric surgery of the rectum. Prog Surg 13:66–97
30. Oh C, Kark AE (1972) The transsphincteric approach to mid and low rectal villous adenoma: anatomic basis of surgical treatment. Ann Surg 176:605–612
31. Parks AG, Porter NH, Melzak J (1962) Experimental study of the reflex mechanisms controlling the muscls of the pelvic floor. Dis Colon Rectum 5:407–414
32. Parks AG (1975) Anorectal incontinence. Proc R Soc Med 68:681–690
33. Peham H, Amreich J (1934) Operative gynecology, vol 1. Lippincott, Philadelphia Montreal London
34. Percy J et al. (1981) Electrophysiological study of motor nerve supply of the pelvic floor. Lancet:16–17
35. Pernkopf E (1964) Atlas der topographischen und angewandten Anatomie, Bd 2. Ferner H (Hrsg). Urban & Schwarzenberg, München Berlin
36. Rüedi T, Allgöwer M (1981) Anal- und Rectumprolaps. In: Allgöwer M et al. (Hrsg) Chirurgische Gastroenterologie, Bd 2. Springer, Berlin Heidelberg New York, S 770–775
37. Schärli AF (1981) Über Analyse und Diagnostik von Inkontinenzstörungen. Schweiz Rundschau Med (Prax) 70 (15):656–661
38. Shepherd JJ (1980) Anorectal function. In: Sircus W, Smith AN (eds) Scientific foundations of gastroenterology. Heinemann, London
39. Stephens FD, Smith ED (1971) Ano-rectal malformations in children. Year Book, Chicago
40. Telander RL, Perrault J, Hoffman AD (in press) Early development of the neorectum by balloon dilatation after ileo-anal anastomosis. J Pediatr Surg
41. Toldt C, Hochstetter F (1976) Anatomischer Atlas, Bd 2. Urban & Schwarzenberg, München Berlin Wien
42. Uhlenhuth E (1953) Problems in the anatomy of the pelvis. Lippincott, Philadelphia London Montreal
43. Verneuil AA (1906) A treatise on diseases of the anus, rectum and pelvic colon, 2nd edn. Appleton, New York (Quoted by Tuttle JP)
44. Waldeyer W (1899) Das Becken. Cohen, Bonn
45. Walls EW (1959) Recent observations on the anatomy of the anal canal. Proc R Soc Med [Suppl] 52:85–87
46. Wendell-Smith C, Wilson PM (1977) Scientific foundations of obstetrics and gynecology. In: Philipp E, Barnes J, Newton M (eds) 2nd edn. Heinemann, London
47. Wilson PM (1977) Anorectal closing mechanisms. S Afr Med J 51:802–808
48. Winckler G (1958) Remarques sur la morphologie et l'inervation du muscle releveur de l'anus. Arch Anat Histol Embryol (Strasb) 41:77–95

Sachverzeichnis

Dickdarm

Herausgeber: **K. Müller-Wieland**
Bearbeitet von zahlreichen Fachwissenschaftlern

1982. 338 Abbildungen, 125 Tabellen.
XXIV, 1173 Seiten
(Handbuch der inneren Medizin, Band 3, Teil 4)
Gebunden DM 860,–
Subskriptionspreis (gilt bei Verpflichtung zur Abnahme aller Teilbände bis zum Erscheinen des letzten Teilbandes von Band 3)
Gebunden DM 688,–. ISBN 3-540-10541-7

Inhaltsübersicht: Anatomie des Kolons. – Physiologie des Dickdarms. – Diagnostik. – Psychosomatik bei Kolonerkrankungen. – Irritables Kolon, Obstipation, Diarrhöen. – Kinderchirurgisch bedeutsame Krankheitsbilder. – Obstruktion und Verletzungen des Kolons. – Immunophänomene bei chronisch entzündlichen Darmerkrankungen. – Colitis ulcerosa und Morbus Crohn im Kolon. – Kolitis. – Appendizitis. – Gutartige Geschwülste des Kolons und Rektums. – Bösartige Geschwülste des Kolons und Rektums. – Gefäßbedingte Erkrankungen des Kolons und Rektums. – Komplikationen der Kolonchirurgie. – Enterostomien bei Erkrankungen des Dickdarms. – Proktologische Erkrankungen.

Dieser Band befaßt sich mit den umfangreichen Neuerungen im Bereich der Erkrankungen des Dickdarms.

Unter Einbeziehung der modernen Erkentnisse auch aus der Biochemie und Physiologie behandelt er alle Aspekte neuer Entwicklungen und Möglichkeiten in Diagnostik und Therapie. Wesentliche Beiträge stammen aus immunologischen und epidemiologischen Untersuchungen. Einen Wendepunkt in der Diagnostik brachte die Fiberendoskopie. Neue pharmakologische Arbeiten und klinische Studien stellen die Therapie auf eine sichere wissenschaftliche Basis.

Aus der Fülle neuer Entwicklungen werden die gesicherten Erkenntnisse hier erstmals in handbuchmäßig umfassender, zugleich übersichtlicher und für Klinik und Praxis verständlicher Form zusammengefaßt.

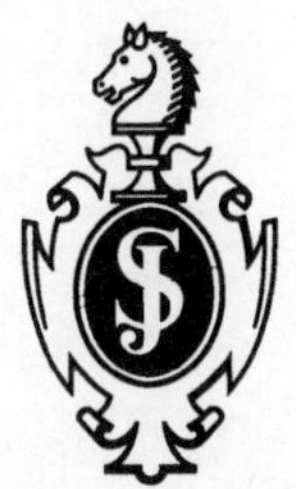

Springer-Verlag
Berlin
Heidelberg
New York
Tokyo